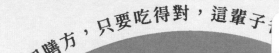

養顏祕法 × 食療菜譜 × 調理膳方，只要吃得對，這輩子都可以拿去當伙食費！

宋景文——著

生病不一定要吃藥

食補藥膳

對症下飯！

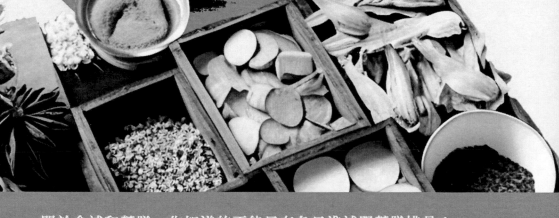

關於食補和藥膳，你知道的不能只有冬日進補跟藥膳排骨！

聽過要減肥就要少吃多動，沒想到還能有越吃越瘦的操作？

失眠貧血、咳嗽發炎、婦科兒科……疑難雜症麻煩，又不想吃藥？

只要病症不是十萬火急，都讓食補來調理調理！

目錄

第一章　藥膳的特點

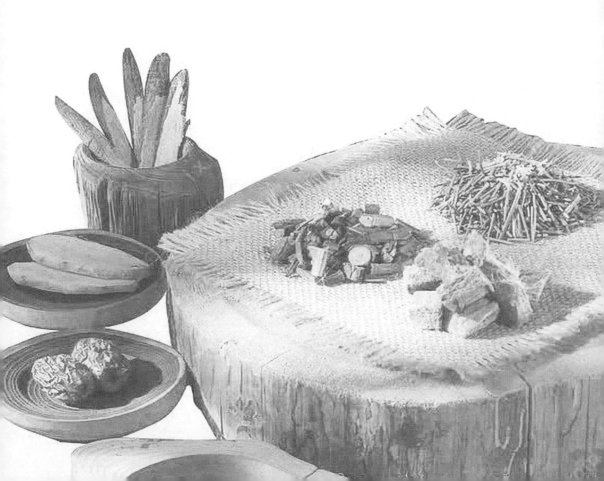

「小食大補」即食療，又稱藥膳，是一種把食物和天然藥物為原料，經過烹飪加工製成的一種具有食療作用的膳食。它按一定的組方，將食物與藥物相調配，使之藥借食力，食助藥威，以達防病治病，保健強身、延年益壽的功效。

辨證施膳

辨證論治，是施藥膳的重要特點。依據中醫理論學說，對每一個病種都應做到：「組藥有方，方必依法，定法有理，理必有據」。不僅用藥如此，在食物的選擇上也是如此，必須運用辨證的方法和論治原則，在正確辨證的基礎上，採取相應的治療方法，選藥組方或選食配膳，才能取得預期的效果。例如，當病員出現精神困倦、四肢軟弱、短氣懶言、頭昏自汗、食慾不振、胃腹隱痛、便溏腹瀉、舌質淡、舌苔白、脈緩無力等徵候，中醫透過辨證，稱為脾虛氣弱症。這時就要應用健脾益氣藥膳。健脾益氣藥膳選用的中藥有：黨參、白朮、山藥、大棗、茯苓、薏仁、蓮子、芡實之類。食用的藥膳有：海參米飯、山藥湯圓、茯苓包子、益脾餅、大棗粥等。

由於不同季節人們服用的藥膳也不相同，藥膳學有四季五補之說，即春天，氣候溫和，萬物生長向上，五臟屬肝，應以肝主疏泄為主，需要補肝，稱為升補，適宜食用首烏肝片、妙香舌片等藥膳；夏季，氣候炎熱，人體喜涼，五臟屬心，需要清補，適宜食用西瓜盅等藥膳；秋季，氣候涼爽，五臟屬肺，需要平補，適宜食用菊花肉片、參麥團魚、玉竹心子等藥膳；冬季，氣候寒冷，陽氣深藏，五臟屬腎，寒邪易傷腎陽，需要滋補，適宜食用歸耆雞、龍馬童子雞等藥膳。另外，還有一些四季皆宜的藥膳，如茯苓包子、銀耳羹等。

　　除四季對人體的影響外，還有地理、環境、生活習慣的不同，都不同程度地影響著人們的生理、病理，影響著疾病等問題，因而必須辨證施膳。

食藥結合

　　從藥膳配方可以看出，作為藥膳的原料，主要有三大類：

　　（1）主要用於日常生活的食物：如屬糖油類的粳米、糯米、大麥、小麥、高粱、馬鈴薯、蕎麥、粟米、玉蜀黍、花生、大豆油、菜籽油、麻油、花生油等；屬豆類的綠豆、綠豆芽、菜豆、豌豆、蠶豆、黑豆、黃豆、黃豆芽、豆腐漿、豆腐、豆腐皮等；屬蔬菜類的芹菜、大白菜、高麗菜、空心菜、菠菜、金針、韭菜、芥菜、茄子、番茄、白蘿蔔、紅蘿蔔、竹筍、萵苣、辣椒、大蒜、木耳、銀耳、蘑菇等；屬水果、乾果類的蘋果、香蕉、柿子、李子、柚子、橘子、楊梅、梨、葡萄、桃子、橄欖、栗子、葵花子、甘蔗等；屬瓜類的西瓜、絲瓜、冬瓜、黃瓜、苦瓜、南瓜等；屬調味料飲料類的白糖、紅糖、食鹽、醬油、醋、茶葉、牛奶、羊奶、泉水、礦泉水等；屬肉類的雞、鴨、鵝、豬、牛、羊、魚等。這一大類，占藥膳原料的絕大多數，充分展現了食療以食物為主的特色。

　　（2）既是常用食物，也是常用藥物：如山藥、薏仁、黑芝麻、赤小豆、扁豆、海帶、白果、荔枝、胡桃、龍眼肉、山楂、石榴、芡實、桑葚、檳榔、生薑、飴糖、酒、丁香、茴香、桂皮、蜂蜜、烏賊等。這一大類表明，食物和藥物是相通的，不能截然分開，人類的飲食本來就具有養生治病的作用，藥膳有著天然的生命力。

　　（3）常用藥材：如人參、貝母、三七、天麻、丹參、白朮、白芍、

附子、甘草、沙參、玉竹、當歸、肉蓯蓉、百合、何首烏、黨參、黃耆、黃精、杜仲、馬齒莧、生地黃、石斛、荷葉、金銀花、五味子、菊花、枸杞、冬蟲夏草、茯苓等。這一大類在藥膳原料中雖然所占比重較小，但強化了藥膳的功效，具有針對防治的特性，明確了藥膳與普通飲食的區別。

藥膳，以食物為主，食藥相兼，藥助食力，食借藥威，相輔相成，相得益彰，合飲食、藥物的營養強身作用與治療作用於一體，具有菜餚與中藥的雙重性。這一特性，既顯示了藥膳與藥物治療、普通飲食的不同，也是藥膳深受歡迎的關鍵所在。

以袪病強身為目的

食用一般膳食的主要目的是為了消除飢餓、維持生存和獲得一種物質享受。服用一般藥物的目的則是為了治療疾病，而食用藥膳，除上述兩個目的兼而有之外，其最主要的目的還是使體弱者得以增進健康，健康者得以更加強壯。

傳統醫藥理論認為：藥膳最宜扶正固本，因為它所用藥物和食物多為補品，如人參、黃耆、當歸、阿膠、枸杞、山藥、大棗、雞、鴨、豬肉、羊肉等，這些都能發揮滋養身體、補氣血、壯陰陽的作用。它既不同於一般食品，又不同於藥品。它形是食品，性是藥品。它是取藥物之性，用食物之味，共同搭配，相輔相成，發揮食借藥力，藥助食功的共同作用，達到藥物治療與食物營養的雙重效應。藥膳食品的劑型，為菜餚、飲料、糕點、罐頭等，它不同於膏、丹、丸、散，但發揮其所長，在防治疾病上，和其他劑型可收異曲同工之效。良藥不苦口，食之味美，觀之形美，效在飽腹之後，益在享樂之中。

第二章　補益藥膳的分類

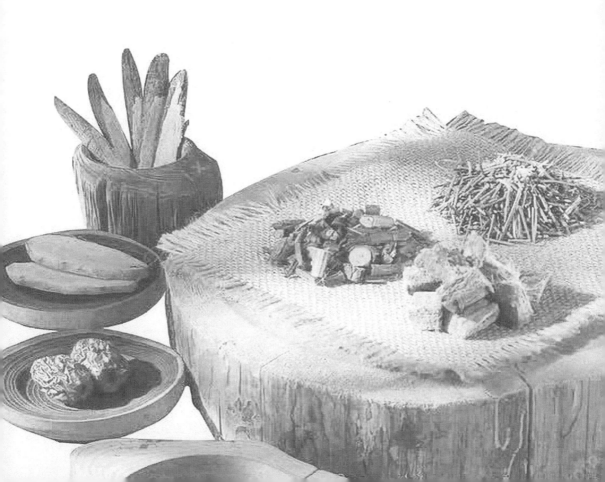

補益藥膳的種類繁多，經過千百年的演變、創造和累積，現已形成一系列藥膳食品，若按其性狀、作用和製作方法，大體可作如下劃分：

按藥膳的性狀分類

★ **菜餚類**：此類藥膳是以蔬菜、水果、肉類、蛋、魚、蝦、雞、鴨以及飛禽等為原料，搭配一定比例的藥物製成的菜餚。這類藥膳按其製作方法，可製成冷菜、滷菜、湯菜、燉菜、炒菜、炸菜等。

★ **主食類**：此類藥膳是以米和麵粉為基本原料，加入一定量的補益藥物或性味平和的藥物製成的饅頭、包子、湯圓、米飯等各種飯食。

★ **粥食類**：此類藥膳是以米、麥等糧食，加入一定的補益藥物煮成的半流質食品。這類藥膳可以用具有藥用價值的糧食製成，也可由藥物和糧食合製而成。

★ **精汁類**：此類藥膳是將藥物原料用一定的方法提取、分離後製成的有效成分較高的液體。

★ **湯羹類**：此類藥膳是以肉、蛋、奶、海味等原料為主，再加入一定的藥物煎煮而成的較稠厚的湯液。

★ **飲料類**：以類藥膳是將藥物原料和食物浸泡、壓榨、煎煮或蒸餾而製成的一種專用的液體。

★ **糖果類**：此類藥膳是將藥物加入已熬煉成的糖料，經混合後製成的固體食品。

★ **蜜餞類**：此類藥膳是以植物的幹、鮮果實或果皮為原料，經藥液煎煮後，再加入適量的蜂蜜或白糖而製成的。

★ **膏類**：此類藥膳是以藥物、水果或某些食物，經煎煮、熬製取汁，

再加以濃縮，並配以蜂蜜、糖類而成的粘稠的液體。

★ **酒類**：此類藥膳是將藥物、食品，加以白酒、黃酒、米酒，經一定時間浸泡而成的液體。

按藥膳的功效分類

■ 補虛祛病類

此類藥膳是針對病人的病情需要而製作的，是一種發揮治療作用或輔助治療作用的藥膳。尤其對慢性病患者最為適宜。因為藥膳經過炮製烹調，成為美味佳餚，服食藥膳既可避免藥療之苦口難咽和因使用化學藥物帶來的副作用的危害，又可以飽口福，且長期服食藥膳還可以達到治療疾病的目的，何樂而不為？

常用治療疾病的藥膳，按其功效可分為：

★ **解表藥膳**：是用辛散藥物與食物組成的藥膳。它具有發汗、解肌透邪的作用，使病邪外出，以解除表症，適用於感冒和外感病的初期。如生薑紅糖湯、蔥白生薑湯、香菜蔥白湯和生薑茶等，都具有辛溫解表、發散風寒之功。

★ **瀉下藥膳**：是用瀉下藥物與食物組成的藥膳。它具有通便消積、逐水活血的作用，適用於熱結便祕、宿食停積、水飲留聚以及瘀血等裡症。如馬鈴薯蜂蜜汁、芝麻杏仁糊、蜂蜜香油湯等。

★ **清熱藥膳**：是用寒涼藥物與食物組成的藥膳。它具有清熱解毒、生津止渴的作用，適應於熱性病症。如金銀花露、七鮮湯等藥膳。

★ **祛寒藥膳**：是用辛溫或辛熱藥物與食物組成的藥膳。它具有振奮陽氣、溫散寒邪的作用，適用於各種虛寒性的病症。如附子羊肉

湯、當歸羊肉湯等。

★ **祛溼藥膳**：是用溫燥、苦寒或溫通的藥物與食物組成的藥膳。它具有祛溼化濁、清熱利溼、溫陽化水的作用，適用於風溼和溼熱所致的各種病症。如豆蔻饅頭、茯苓包子、薏仁蹄膀、雪花雞湯等。

★ **消導化積藥膳**：是用芳香酸化藥物與食物組成的藥膳。它具有開胃健脾、消積化滯的作用，適用於消化不良、脾胃虛弱症。如山楂肉乾、果仁排骨等。

★ **補益藥膳**：是用甘溫或甘涼的藥物與食物組成的藥膳。它具有滋補強壯作用，適用於虛弱症和平時健身防病。如田七蒸雞、十全大補湯、八寶雞湯、歸耆蒸雞等。

★ **理氣藥膳**：是用辛溫通達藥物與食物組成的藥膳。它具有行氣理氣止痛的作用，適用於脘腹氣滯所致的各種痛症。如陳皮雞、丁香鴨、佛手酒等。

★ **理血藥膳**：是用辛甘溫入血分的藥物與食物組成的藥膳。它具有養血理血，活血化瘀作用，適用於月經不調，跌打損傷、血虛、血瘀症等。如田七蒸雞、當歸全雞、婦科保健湯等。

★ **祛痰止咳藥膳**：是用辛溫苦降或甘潤的藥物與食物組成的藥膳。它具有止咳祛痰、潤肺平喘的作用，適用於痰喘咳嗽的病症。如貝母雪梨、銀耳羹等。

★ **熄風藥膳**：是用甘柔潛鎮的藥物與食物組成的藥膳。它具有熄風鎮靜，平肝潛陽的作用，適用於肝陽上亢，肝風內動以及血虛所致的眩暈症。如菊花肉片、天麻魚頭等。

★ **安神藥膳**：是用甘涼油潤的藥物與食物組成的藥膳。它具有養心安

神，養血鎮靜的作用，適用於心血不足，心陰虧損的心悸、失眠等症。如棗仁粥、玉竹心子等藥膳。

■ 保健益壽類

此類藥膳是根據用膳者的生理、病理特點而特製的一種屬於藥性平和、達到增進健康和抗衰老作用的膳食。它主要是透過提高機體免疫功能和協調功能，達到促進發育、調理氣血或抗老延年的目的。保健益壽類中的抗老益壽類藥膳，主要適宜於年老體弱的人食用。由於老年人氣血虛衰，需要藥膳滋補。中西醫結合研究認為，人體五臟虛損，特別是腎氣虛，免疫功能降低，是導致衰老的主要原因。針對這一情況，年老體弱人員食用補五臟扶腎氣，提高免疫功能的藥膳，便可達到抗衰老延年益壽的目的。常用的抗老益壽藥膳，有人參湯圓、歸耆雞、茯苓包子、枸杞酒、炒香舌片、玉竹心子、首烏肝片、附子羊肉湯等。

當然人體衰老與疾病有關係，因為衰老會引起疾病，而疾病又加速衰老。因此，前面的保健藥膳和防病藥膳，都有抗衰老延年益壽的作用。

保健益壽類藥膳，一般可分為兒童保健藥膳、婦女保健藥膳和老年保健藥膳。常用的藥膳有：人參防風粥、蟲草鴨子、燕窩湯、銀耳羹、杜仲腰花、烏雞白鳳湯、小兒八珍糕等。

按藥膳的製作方法分類

■ 燉

藥膳的燉製法，是將原料食物與藥材同時下鍋，加水適量，置於武火上燒沸，打去浮沫，再置文火上燉至酥爛的烹製方法，如雪花雞湯、十全大補湯等。

■燜

　　藥膳的燜製法，一般是先用油加工成半製品後，再加入薑、蔥、花椒、鹽等調味品和少量湯汁，蓋緊鍋蓋，然後用文火燜至酥爛。此法所製藥膳的特點是酥爛、汁濃、味厚。如銀耳黃燜雞等。

■煨

　　藥膳的煨製法，一般是指用文火或餘熱所進行的長時間的烹製方法。做法是利用文火，慢慢地將原材料煨爛。

■蒸

　　藥膳的蒸製法，是利用水蒸氣加熱烹煮藥膳菜餚的方法。其特點是溫度高（可以超過 100℃），加熱及時，湯汁純厚，利於食物保持形狀的整齊。本法不僅用於烹調，而且還可以用於初加工（熱水泡發蹄筋）和菜的保溫消毒等。

■煮

　　藥膳的煮製法，是將原材料放在多量的湯汁或清水中，先用武火煮沸，再用文火燒熟。具有口味清鮮的特點。具體操作方法，是將藥材與食物經初加工之後，放置在器皿中，加入調味料，注入適當的水和湯汁，用武火煮沸後，用文火煮至酥爛。適用於體小、質軟一類的原料。如石斛煮花生的製法。

■熬

　　藥膳的熬製法，是將原材料經初加工之後，放置在鍋中，加入水和調味料，置武火上燒沸，再用文火燒至汁稠、味濃、軟爛。如銀耳羹的製法。

■炒

藥膳的炒製法，是將鍋燒熱，再下油，一般先用武火，鍋要先滑油，並依次下料，用手勺或鏟翻拌，動作要敏捷，斷生即好。適用於炒的原料多系刀工處理後的丁、絲、條、片等。

■滷

藥膳的滷製法，是將初加工的原料首先按一定的方式與藥物相結合後，再放入滷汁中，用中火逐步加熱烹製，使其滲透滷汁，直至成熟食品。特點是味厚、鬱香。

滷汁的配製：沸水 10 公斤，醬油 2.5 公斤，料酒 250 克，冰糖 500 克，精鹽 250 克，大茴香 30 克，草果 30 克，桂片 30 克，甘草 30 克，花椒 15 克，丁香 15 克。將藥料用紗布袋裝好，紮緊口，投入沸水中，加醬油、料酒、精鹽、冰糖、薑、蔥等調味料，用溫水煮沸。等透出香味、顏色成醬紅色時，即可以用來滷製食品。如丁香雞、陳皮雞的滷製。在使用當中，為了呈現其製品的色、香、味，可適時加炒糖汁（冰糖）。

■炸

藥膳的炸製法，是將原料用武火在多油的鍋裡烹調的方法。一般用油量比原料多幾倍，要求用武火，油熱，原料入鍋後有爆炸聲，掌握火候適度，防止過熱燒焦。炸的特點是口味香、酥、脆、嫩。藥膳炸製法，分為清炸、乾炸、軟炸、酥炸、紙包炸等。

■燒

藥膳的燒製法，一般先將原料經過煸、煎、炸處理之後，進行調味調色，然後再加湯或清水，用武火滾、文火燜，燒至滷汁濃稠，即成。其特點是滷汁少而粘稠，味鮮、軟、嫩。

■ 粥

藥膳粥的製法，是將藥食原料淘洗乾淨，加入湯或清水適量，先用武火煮沸，再用文火熬至濃稠即成。特點是味清淡。如山藥粥的製法。

■ 藥酒

藥酒的製法，是以酒為溶劑，藥為溶質，採用一定的方法製作的飲料。它主要是使藥物之性，借酒的力量，遍布到身體各個部位。多用於治療風溼痹病，以及氣滯血瘀之症。藥酒的製法，有浸泡法和滲濾法。目前，一些藥材店製作藥酒，都採用浸泡法，但量不大；藥酒工業生產，一般採用滲濾法。如泡人參枸杞酒的製法。

第三章　食療藥膳的服食方法

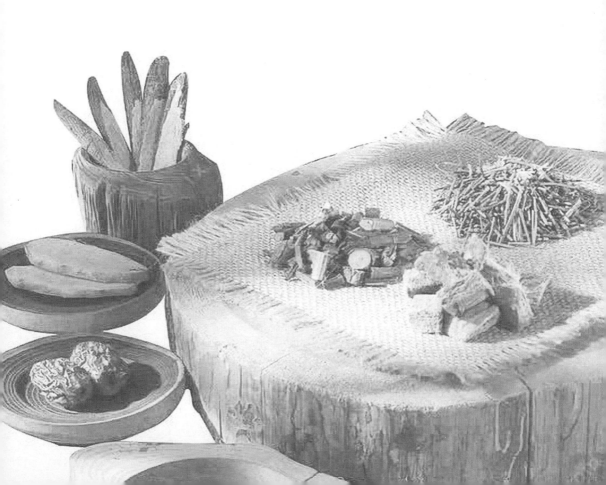

食療藥膳的服食方法，可根據患者的病情和飲食習慣來確定，一般須發汗者，可選用湯劑以助藥力；須祛風溼者，可選用酒劑助其溫通；若須滋補，還可選用湯羹、菜餚、蜜膏等。總之，疾病的性質不同，服食的方法也極為豐富，若能根據病情選擇恰當的服食方法，則可收到更佳的效果。常用的食療藥膳服食方法主要有：

粥食

粥食簡稱粥，俗稱稀飯。一般以粳米、糯米、玉米、小米為主，是東方餐桌上的主食之一。若加入一定的藥物，即成藥粥。粥食的煮製方法很多，一般可將米穀與藥物同煮為粥，凡屬藥食兼用的中藥，均可採用此法。

湯羹

湯羹是以肉、蛋、海味、奶等原料為主，或加入適量藥物經煎煮，或煨燉等加工方法烹製而成的較稠厚的湯液。湯羹與粥食一樣，可將食物和藥物同時烹製，也可將藥物布包與食物同煎煮，還可將藥物煎煮後取汁，再與食物同烹調。湯羹為食療藥膳中較為多用的一種方法，主要適用於體質虛弱的患者，用之可滋養補虛。如山藥魚片湯、山藥奶肉羹等。

菜餚

菜餚是以蔬菜、肉類、蛋、魚等原料為主，配以適量藥物而製成。其製作方法多樣，如蒸、燜、燉、炒、炸、燒、滷、煨等。製作中可隨食療藥膳的需要及個人口味加適量調味料。不同原料烹製的菜

餚，各有其特點和適應症。

酒劑

　　酒劑是用白酒、黃酒、米酒浸泡或煎煮具有治療、滋補作用的食物或藥物，去掉藥渣所得的含乙醇的口服劑；也可將藥物與穀物、麴共同釀製而成。所選之酒，一般認為浸泡藥酒以含乙醇量在 30 ～ 50 度為宜，因為濃度過低，有效成分不易溶出，且易變質而影響療效；濃度過高，則藥材所含水分反被吸收，使藥質變硬，有效成分亦難溶出。但保健性飲用酒，以含乙醇量在 10 度左右為好。酒本身為藥食兼用之品，有散寒活血、祛風除溼、溫中暖胃、協助藥力等功效，而其隨所加食物、藥物的不同，治療病症又有異。如與核桃仁、紅棗等浸泡而成的紅顏酒，可悅澤容顏，潤滑肌膚；與薏仁等浸泡而成的薏仁酒，可祛風溼，健脾胃；與鹿茸、人參等浸泡而成的鹿茸參桂酒，可補腎壯陽，補氣健身。各種配製酒的飲量可根據需要酌情而定。

蜜膏

　　蜜膏是選擇具有滋補性的食物或食物與藥物一起加水煎煮，濃縮取汁，再加入適量蜂蜜或白糖收膏而成。膏劑的滋補營養作用尤佳，既可內服，又可外用。如外用可美容、除皺的栗蜜面膏，內服可補氣、滋陰止血、治療先兆性流產的參耆保胎膏等。

散劑

　　散劑是將食物或食物與藥物一起晒乾或烘乾炒脆後，研成細粉末內服或外用。散劑食用方便，便於攜帶，營養豐富。服時以沸水沖調

成糊狀加糖食用，或以米湯送服，或以酒送服。如功能清利溼熱、療痔止血的赤小豆散，悅澤面容、光潔皮膚的美容散；外用（多撒敷患處）治外傷出血的龍眼核散。

可見，食療藥膳的服食方法很多，臨床還有以糖果、蜜餞、飲料、鮮汁等形式服食者，因這些都為人們所熟悉，故不一一贅述。各人可根據自己的病情和飲食的需要，確定用法。

第四章　補益藥膳的配伍與禁忌

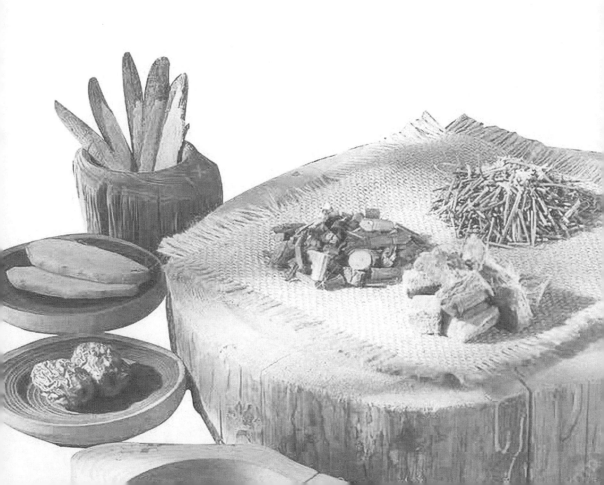

藥膳的主要原料之一是中藥。據資料統計，在數千餘種的中藥中，能作為藥膳原料的只有幾百種。如當歸、人參、三七、天麻、何首烏、枸杞子、黃耆、貝母、銀耳、冬蟲夏草等。用中藥物與食物配伍、炮製和應用時，一定要根據病情和藥物與食物的偏性而定。因食物與藥物的互相配伍，可相互影響，藥膳的配伍是否合宜，將直接影響食療、藥膳的效果。

在長期的生活經驗中，人們還摸索出某些有毒副作用的食物，透過配伍後可消除或減低其毒副作用。如生薑能解魚蟹之腥，紫蘇能解魚蟹之毒。魚蟹之腥膻及毒副作用能被生薑、紫蘇減低或消除，這種配伍，類似於中藥配伍中的相殺、相畏配伍。能減低或消除另一藥、食毒副作用者為相殺；毒副作用能被另一藥、食減低或消除者為相畏。二者是同一事物的兩個方面，均屬食療藥膳中減低或消除毒副作用的配伍方法。可見，日常生活中做魚、蟹時放入生薑、紫蘇，並不單純在於調味，還有解毒之功。如此配伍，民間流傳甚多，如大蒜防治蘑菇中毒、蜂蜜解附子、烏頭之毒等。

食療藥膳配伍中，若不掌握食物、藥物的性能，則配伍後可能相互拮抗而致原有功效降低甚至喪失。這種配伍，屬中藥配伍中的「相惡」配伍。此類食物或藥物在性能上大致相反，故應避免同用。如虛寒之體，在食用羊肉等溫補氣血之類的食物時，同時食用生蘿蔔、綠豆等食物，則可使前者的溫補功能降低。又如食用藥膳參藥烏骨雞時，若同時食用蘿蔔、萊菔子或喝茶，則使人參、山藥、烏骨雞的補益功效降低，即常言所謂，一補一消，作用抵消。因此，食療藥膳進補時，不能同時食用耗氣之品。當然，應當指出，輔助性食物或佐料在某些食品中的功能應作具體分析。如夏天在涼拌豆腐等涼性蔬菜中加生薑、蔥、大蒜等辛溫類食物當佐料時，不能認為用了這類佐料就

減弱了蔬菜寒涼清熱之功。因這些佐料的量很小，其溫性被大量寒涼的蔬菜所牽制，只能達到開胃、增進食慾之效，不屬相惡配伍。

食療藥膳的配伍不當，不僅可降低功效，甚至可產生毒副反應，這種配伍屬中藥配伍中的相反配伍。從長期的飲食經驗來看，相反配伍雖極為少見，但必須引起重視。

可見，食物如同藥物一樣，透過配伍可發生不同的變化，產生不同的效果。因此，食療藥膳中必須掌握配伍原則，按照科學的配伍方法應用。

藥物與食物禁忌

豬肉：反烏梅、桔梗、黃連；合蒼朮食，令人動風；合蕎麥食，令人落毛髮，患風病；合鴿肉、鯽魚、黃豆食，令人氣滯。

豬血：忌地黃、何首烏；合黃豆食，令人氣滯。

豬心：忌吳茱萸。

豬肝：同蕎麥、豆醬食，令人發痼疾；合鯉魚腸子食，令人傷神；合魚肉食，令人生癰疽。

羊肉：反半夏、菖蒲；忌銅、丹砂和醋。

鯽魚：反厚朴；忌麥門冬、芥菜、豬肝。

鯉魚：忌朱砂。

鴨蛋：忌李子、桑椹子。

鱉肉：忌豬肉、鴨肉、莧菜、蛋。

茯苓：忌醋。

蜂蜜：忌蔥。

天門冬：忌鯉魚。

白朮：忌大蒜、桃、李。

人參：忌蘿蔔。

溫中丸：忌茶葉。

藥物與食物配伍禁忌是古人的經驗紀錄，後人多遵從。其中有些禁忌雖還有待於科學證明，但在沒有得出可靠的結論以前還應參用傳統說法，以慎重為宜。

藥物與藥物禁忌

藥膳的藥物配伍禁忌，遵循中藥理論，現在一般參用「十九畏」和「十八反」。「十九畏」的具體內容是：「硫磺畏朴硝，水銀畏砒霜，狼毒畏密陀僧，巴豆畏牽牛，丁香畏鬱金，川烏、草烏畏犀角，牙硝畏三棱，官桂畏石脂，人參畏五靈脂。」「十八反」的具體內容是：「甘草反甘遂、大戟、海藻、芫花；烏頭反貝母、瓜蔞、半夏、白蘞、白芨；藜蘆反人參、沙參、丹參、玄參、苦參、細辛、芍藥。」

上述兩說是金元時期人們用藥經驗的概括，雖與實際有一定出入，但至今仍為人們所遵從，非有經驗的醫家不宜違反。

食物與食物禁忌

豬肉不可與牛肉同食。

羊肝不可與椒同食。

羊肝不可與豬肉同食。

牛肉不可與栗子同食。

羊肚不可與小豆、梅子同食。

羊肉不可與生魚片、酪同食。

豬肉不可與芫荽同食。

牛肝不可與鯰魚同食。

雞肉不可與魚汁同食。

鵪鶉肉不可與豬肉同食。

鵪鶉肉不可與菇類同食。

蛋不可與魚肉同食。

蛋不可與生蔥、蒜同食。

鯽魚不可與糖同食。

鯽魚不可與豬肉同食。

黃魚不可與蕎麥麵同食。

蝦不可與豬肉同食。

蝦不可與糖同食。

蝦不可與雞肉同食。

黃豆不可與豬肉同食。

黍米不可與葵菜同食。

楊梅不可與生蔥同食。

柿、梨不可與蟹同食。

李子不可與蛋同食。

棗不可與蜜同食。

李子、菱角不可與蜜同食。

葵菜不可與糖同食。

生蔥不可與蜜同食。

萵苣不可與酪同食。

竹筍不可與糖同食。

韭不可與酒同食。

萵苣不可與蜜同食。

薤不可與牛肉同食。

以上這些食物相反，是古代醫藥學家的經驗。其中的科學道理，仍需進一步研究。

服藥忌食

服藥食忌，也是根據古代醫藥學家的經驗記載。

元代飲膳太醫忽思慧說：「但服藥，不可多食生芫荽及蒜雜生菜，諸滑物肥豬肉、油膩物、魚膾腥膻等物。」具體服藥食忌有：

服白朮勿食桃、李、芫荽、蒜、青魚等物。

服巴豆勿食蘆筍、野豬肉。

服黃連、桔梗勿食豬肉。

服半夏勿食飴糖、羊肉。

服細辛勿食生菜。

服甘草勿食菘菜、海藻。

服牡丹勿食生芫荽。

服常山勿食生蔥、生菜。

服空青、朱砂勿食血（凡服藥通忌血）。

服茯苓勿食醋。

服鱉甲勿食莧菜。

服天門冬勿食鯉魚。

第五章　補益藥膳的調味品

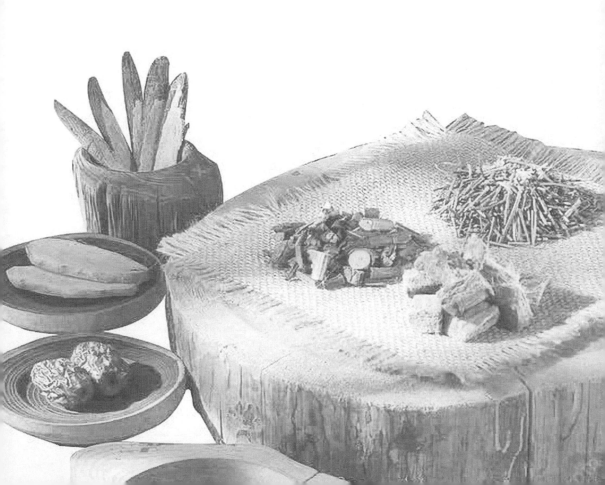

合理調味即合理選用調味料。不同的調味料，性質有別，香氣、味道也異，若選用得當，不僅可矯正異味，使食物、藥膳味美可口，而且還可增強食療藥膳的功效，即使有些食物的性能與某些調味料的性質不盡相同甚或相反，也不會影響食物的主要療效。因為調味料用量較小，僅為佐料，其和主食、主藥相配，偏性被牽制，只能發揮其調味的作用。因此，除根據疾病的性質選用調味料外，還可隨病人的口味喜好而選擇。常用的調味品有：

食鹽

食鹽為海水或鹽井、鹽池之鹽水，經煎或晒而成的結晶。性味鹹，平，微涼。含有氯化鈉、氯化鉀、氯化鎂、硫酸鈉等成分。具有催吐利水、泄熱軟堅的功效。適應於喉痛、牙痛、火眼、痰核、痰癖等症。

醋

醋為米、麥、高粱、酒糟等釀造而成的含乙酸的液體。性味酸，溫。含有醋酸、糖類、蛋白質、菸鹼酸、維他命（B_1、B_2）等成分。具有消腫益血、消食健胃的功效。適用於癰腫、婦女心痛、殺魚肉毒。

醬油

醬油為黃豆或豆類，經煎後發酵，加鹽水製成的液體。性味鹹，寒。含有蛋白質、糖類、磷、鈣、鐵、胺基酸、鹽分、維他命（B_1、B_2）、菸鹼酸等成分。具有解熱、除煩的功效。適應於疔瘡初起、燙傷、毒蟲傷等症。

白糖

性味甘，平。功能為潤肺生津、補中緩急。糖雖有人體的燃料之稱，但吃糖不宜過多，否則對身體有害無益。因過量食糖可使人發胖，引起牙病、腦功能障礙及酸血症等。故痰溼或脘腹脹滿納差者不宜用，肥胖、高血壓、動脈硬化、冠心病者不宜過多食用。

紅糖

性味甘，溫。有活血化瘀、補血益肝、暖胃止痛之功。用之調味，可增加甜味、鮮味，降低鹹味，並可上色，增進食慾。但有痰溼或納差者不宜服用。另外，白糖、紅糖均能和脾緩肝。然白糖性平，長於補中潤肺，中虛脘痛、燥熱咳嗽尤宜；紅糖性溫，重在補血活血，產後血瘀、血虛尤宜。

冰糖

性味功效與白糖相同，但滋補功用較白糖更佳。用其調味，增加甜味、鮮味，增進食慾。

飴糖

性味甘，微溫。功能為補中益氣、緩急止痛、潤肺止咳、解藥毒。營養價值高於砂糖，為滋養保健之良藥。胃及十二指腸潰瘍者服食更宜，可使疼痛減輕，尤其對虛寒性的腹痛，效果更明顯並可保護潰瘍面，使之癒合。用其調味，可起上色作用，使食物美觀而增進食慾。溼阻中滿、溼熱內鬱、痰溼甚者忌用。

蜂蜜

性味甘，平。有潤腸通便、潤肺止咳、滋養補中、解毒止痛之功。對肺燥咳嗽、腸燥便祕及慢性衰弱性疾病，有良好的防治效果。還可增強對疾病的抵抗力。其不論是內科、外科以及皮膚科等各科疾病，蜂蜜均能大顯身手。但中醫認為：「甘能令中滿」。因此，痰溼內盛、中滿腹脹及腸滑易瀉者忌用。另外，不宜吃生蜜，以防中毒（因蜂種、蜜源、環境不同，化學組成差異很大）。

生薑

性味辛、溫。功能為發汗解表、溫中止嘔、溫肺止咳、解藥物和食物中毒。故凡治療虛寒性疾病，均可以此調味，既可散寒，又增加食物的香、辣、鮮味，還可消除腥膻味，預防食物中毒。

大蒜

性味辛、溫。有溫中消食、解毒殺蟲、理氣消積之功。用於胃脘及腹中冷痛、癰腫疔毒、泄瀉、痢疾、鉤蟲病、蟯蟲病等。並能預防流感、流腦、黴菌感染、百日咳等症。既可單獨食用，又可作調味品，使食物更香辣，消除腥膻味，並能解蟹毒。

蔥

性味辛，溫。功能為通陽發表、解毒止痛。用於風寒感冒、頭痛鼻塞、陰寒腹痛、乳痛初起、胸脅痛等症。用來調味，能促進消化液分泌，健胃而增加食慾，並可使食物更加清香，消除腥味，解魚、肉毒，

還有較強的殺菌作用。但有腎臟疾患者盡量少用。

味精

是一種常用的調味品，有增鮮開胃、醒腦鎮驚之功。是一種具有強烈鮮味的調味品，即使稀釋到 3,000 倍，仍可品到其鮮美，故可增加各種菜餚的鮮味，增進食慾，提高人體對食物營養成分的吸收能力。

澱粉

為作各種菜餚上漿、掛糊、勾芡的必需原料。用後可保持菜餚脆嫩，增加香味，並能融合菜湯，使之粘稠鮮美，保護成分。

大茴香

性味辛、甘，溫。功能為溫陽散寒、理氣止痛、和胃止嘔。用於寒性腹痛、睪丸偏墜、胃寒嘔吐、食少、脘腹脹痛等症。用作菜餚的調味香料，可使食物辛香爽口。並能促進消化，增強血液循環。市售之五香粉，即以大茴、小茴、沙薑、花椒、桂皮等調味品經加工配製而成。但陰虛火旺者忌用。

小茴香

性味辛，溫。功能為理氣止痛，溫中和胃。用於寒疝腹痛，睪丸作痛，胃寒嘔吐，脘腹脹滿等症。與大茴香相似，也多作菜餚的調味香料，使食物芳香可口，而且對胃腸有溫和的刺激作用，可減少胃腸脹氣而達到健運脾胃之功。

桂皮

性味辛，溫。有溫中和胃、祛風散寒、活血通脈之功。用於中焦有寒之脘腹冷痛、嘔吐、呃逆以及瘀血內阻之產後腹痛、跌打損傷疼痛等症。是常用的芳香調味品之一，能刺激胃腸粘膜，促進消化吸收，解除胃腸痙攣，增加胃液分泌，增強胃腸蠕動，排出胃腸積氣從而達到健胃止痛之效。但孕婦忌用，血熱妄行者及陰虛火旺、內有實熱者也不宜應用。

胡椒

性味辛，熱。有溫中下氣、和胃止嘔，開胃消食之功。用於中焦寒滯之脘腹冷痛、嘔吐清水、泄瀉及食慾不振、宿食不消等症。用作調料，作用與辣椒相似，且刺激性較小，可增加菜餚的香辣味，消除腥味，健運脾胃，增進食慾。

花椒

性味辛，熱；有小毒。功能為溫中散寒，殺蟲止痛。用於脾胃虛寒之脘腹冷痛、嘔吐、泄瀉以及蛔蟲引起的腹痛、嘔吐等症。用之調味，可增加食物的香味、麻味，消除腥味，並能解魚蟹之毒，促進消化機能。尤其是小兒消化不良者用之更宜。但陰虛火旺者、孕婦忌用。不宜多食，否則易動火、耗氣、損目。

辣椒

性味辛，熱。有溫中散寒、開胃消食之功。用於脾胃虛寒之脘腹冷痛、嘔吐瀉痢等症。還可防治凍瘡，治療神經痛等。據現代研究，辣椒含

大量維他命 C 等。用作調味料，使食物上色，增加香味、辣味，消除腥味，並可增加唾液分泌及澱粉酶活性，健運脾胃，改善食慾，促進消化。但不宜多食，否則易造成口腔和胃粘膜充血、腸蠕動增劇、腹部不適而產生口腔炎、胃炎、腸炎、腹瀉、嘔吐等症。

菜籽油

性味辛，微溫。有行血消腫、潤腸解毒之功。用於產後心腹諸疾、金瘡血痔、腸燥便祕、無名腫毒等症。用之調味，可傳熱、增香，出光。但生用時有生菜油味、部分人不耐此味，可在炒菜時先將油燒一下，再倒入其他菜，以減少其味道；亦可將菜籽油倒入鍋內，炸一些其他食物，起鍋，放冷，備用。

第六章　常用補益藥膳食品

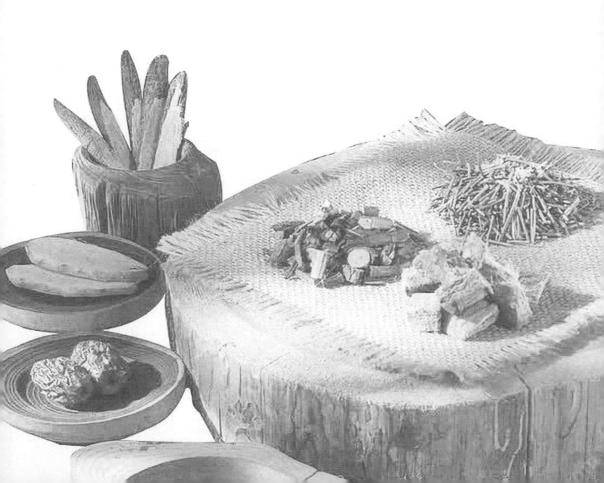

穀物食品

粳米。粳米為禾本科植物粳稻的種仁。粳米是人們食用的白米。性味甘，平。含有澱粉、蛋白質，脂肪，尚含少量 B 族維他命。具有健脾養胃、止渴除煩、固腸止瀉的功效。適用於腸胃不和、暑月吐瀉、小便不暢、煩渴等症。

糯米。糯米為禾本科植物糯稻的種仁。糯米又名江米、元米。其質柔黏。性味甘，平。含蛋白質、脂肪、糖類、鈣、磷、鐵、維他命（B_1、B_2）、菸鹼酸、多量澱粉。具有暖脾胃，補中益氣，縮小便的功能。適用於胃寒痛、消渴、夜多小便、小便頻數等症。

粟米。粟米為禾本科植物粟的種仁。粟米又叫小米。性味甘、鹹、微寒。含蛋白質、脂肪、糖類、鈣、磷、鐵、澱粉、維他命（B_1、B_2）。具有滋養腎氣、健脾胃、清虛熱的功效。適用於胃虛失眠、婦女黃白帶等症。

小麥。小麥為禾本科植物小麥的種子。性味甘，平。含澱粉、蛋白質、糖、脂肪、糊精、粗纖維、磷脂、谷固醇、精胺酸、澱粉酶、麥芽糖、蛋白酶及微量維他命（B_1、B_2）。具有除熱、止渴、利尿。養心除煩的功效。適用於神志不安、心悸失眠、婦女髒躁（癔病）、小便不暢等症。

大麥。大麥為禾本科植物大麥的果實。性味甘，溫。含尿囊素。具有益氣健脾、和胃調中的功效。適用於食積不化、食慾不振、飽悶腹脹等症。

玉蜀黍。玉蜀黍為禾本科植物玉蜀黍的種子。玉蜀黍又名玉米、包米、包穀。性味甘，平。含澱粉、脂肪油、生物鹼類、維他命（B_1、B_2、B_3）、菸鹼酸、泛酸等 B 族維他命、玉蜀黍黃素、胡蘿蔔素、果膠、玉米油的脂肪酸等成分。具有調中和胃，除血脂的功效。適用於小便不通、膀

胱結石、肝炎、高血壓等症。

蕎麥。蕎麥為蓼科植物蕎麥的種子，蕎麥又名花麥、三角麥。性味甘，平。含有水楊酸胺、4-羥基苯甲胺、N-水楊酸叉替水楊酸胺。具清熱解毒、降氣寬腸、除白濁白帶、脾積泄瀉的功效。適用於腸胃熱積泄痢、自汗偏頭痛、紫癜、瘡毒等症。

黑豆。黑豆為豆科植物大豆的黑色種子。黑豆又名烏豆。性味甘，平。含蛋白質、脂肪、糖類、胡蘿蔔素、維他命（B_1、B_2、B_{12}）、異黃酮苷及多種皂苷、膽鹼、有機酸等。具有解表清熱、滋養健脾的功效。適用於婦女產後百病、一切下血、身面浮腫等症。

黃豆。黃豆為豆科植物大豆的黃色種子。黃豆性味甘，平。含蛋白質、脂肪、胡蘿蔔素、維他命（B_1、B_2）、菸鹼酸、異黃酮類、皂苷、膽鹼、泛酸等。具有清熱解毒、利大小便、寬中下氣的功效。適用於胃中積熱、腹水腫毒、小便不利等症。

蠶豆。蠶豆為豆科植物蠶豆的種子。蠶豆又名胡豆。性味甘、微辛，平，有小毒。含巢菜鹼苷、蛋白質、卵磷脂、膽鹼等成分。具有止血、止帶、降血壓、健脾利溼的功效。適用於便血、吐血、鼻衄血，外用治瘡毒。

綠豆。綠豆為豆科植物綠豆的種子。綠豆性味甘，寒。含蛋白質、脂肪、碳水化合物、鈣、磷、鐵、胡蘿蔔素、維他命（B_1、B_2）、尼克酸、酸脂等。具有清熱解毒、止渴利尿的功效。適用於小便不利、口乾、消渴、暑熱、瀉痢等症。

扁豆。扁豆為豆科植物扁豆的白色種子。扁豆又名南豆、眉豆。性味甘，平。含蛋白質、脂肪、碳水化合物、鈣、磷、鐵、酸鈣鎂、泛酸、鋅等成分。具有健脾和胃、除溼止瀉的功效。適用於脾胃虛熱、呃逆、暑溼、酒醉嘔吐，婦女白帶等症。

豇豆。豇豆為豆科植物豇豆的種子。豇豆又名飯豆。性味甘，平。含澱粉、脂肪油、蛋白質、菸鹼酸、維他命（B_1、B_2）。鮮者含抗壞血酸。具有健脾益腎的功效。適用於食積、消渴、口渴、尿多、白帶、白濁等症。

刀豆。刀豆為豆科植物刀豆的種子。刀豆又名劍豆。性味甘、溫，平。含尿素酶、血球凝集素、刀豆胺酸，嫩豆中可分離出刀豆赤酶素Ⅰ和Ⅱ，另含澱粉、蛋白質、脂肪等。具有溫中下氣、益腎補陽的功效。適用於虛寒呃逆、頭風痛、腰痛等症。

豆腐漿。豆腐漿為大豆的種子製成的漿汁。性味甘，平。含蛋白質、脂肪、糖類等成分。具有補虛、潤燥、清肺化痰的功效。適用於虛勞咳嗽、痰火哮喘、便祕、淋濁等症。

豆腐。豆腐為大豆種子的加工成品。性味甘，涼。含有蛋白質、脂肪、糖類、鈣、磷、鐵、維他命（B_1、B_2、C）等。具有益氣和中、生津潤燥、清熱解毒的功效。適用於赤眼、消渴、休息痢、解硫磺、燒酒毒等症。

番薯。番薯為旋花科植物番薯的塊根。番薯又名紅薯、紅苕、甘薯。性味甘，平。具有健脾胃、益氣力、通乳的功效。適用於腹瀉、便祕、大便帶血、水臟腹瀉、夜盲、消渴、乳癰、瘡癤等症。

肉類食品

豬肉。豬肉為豬科動物豬的肉。性味甘、鹹，平。含有蛋白質（16.1～16.7％）、脂肪、糖類、鈣、磷、鐵、維他命（B_1、B_2、C）、菸鹼酸等成分，具有滋陰潤燥的功效。適用於熱病傷津、消渴、羸瘦、燥咳、便祕等症。

豬心。豬心為豬科動物豬的心臟。性味甘、鹹，平。含有蛋白質、

脂肪、鈣、鐵、磷、維他命（B_1、B_2、C）、菸鹼酸等成分。具有養心安神，補血的功效。適用於驚悸、怔忡、自汗、不眠等症。

豬肝。豬肝為豬科動物豬的肝臟。性味甘、苦，溫。含有蛋白質（20%）、脂肪、糖類、鈣、磷、鐵、較多的維他命（A、B_1、B_2、C）、菸鹼酸等。具有補肝明目、養血的功效。適用於血虛、萎黃、夜盲、目赤、浮腫、腳氣等症。

豬肚。豬肚為豬科動物豬的胃。性味甘，微溫。含有蛋白質、脂肪、鈣、磷、鐵、維他命（B_1、B_2）、菸鹼酸。具有補虛損、健脾胃的功效。適用於虛勞羸弱、瀉泄、下痢、消渴、小便頻數、小兒疳積等症。

豬肺。豬肺為豬科動物豬的肺臟。性味甘，平。含有蛋白質、脂肪、鈣、磷、鐵、維他命（B_1、B_2）、菸鹼酸。適用於肺虛咳嗽、咳血等症。

豬胰。豬胰為豬科動物豬的胰臟。性味甘，平。具有益肺、健脾、潤燥的功效。適用於肺損咳嗽、咯血、肺脹、喘急、脾虛下痢、乳汁不通、手足破裂等症。

豬蹄。豬蹄為豬科動物豬的四足。性味甘，微寒。含有蛋白質、脂肪。具有補血、通乳、托瘡的功效。適用於婦人乳少、癰疽、瘡毒等症。

豬腦。豬腦為豬科動物豬的大腦。性味甘，寒，有小毒。具有治頭風、止眩暈、塗凍瘡皸裂的功效。

豬腎。豬腎為豬科動物豬的腎臟。性味鹹，平。具有補腎的功效。適應於腎虛腰痛、全身水腫、久泄不止、遺精、盜汗、老人耳聾、肺膿腫等症。

豬血。豬血為豬科動物豬的血。性味鹹，平。含蛋白質、脂肪、碳水化合物、鈣、磷、鐵等成分。具有補血益中功效。適用於頭風眩暈、

中滿腹脹、嘈雜、宮頸糜爛、貧血等症。

　　火腿。火腿為豬科動物豬的腿醃製而成。性味鹹、甘、平。含有蛋白質、脂肪、糖類、鈣、磷、鐵、維他命（B_1、B_2）、尼克酸等成分。具有健脾開胃、生精益氣血的功效。適用於虛勞怔忡、食慾不振、虛痢久瀉等症。

　　牛肝。牛肝為牛科動物黃牛或水牛的肝臟。性味甘，平。含有蛋白質（18.9%）、脂肪（2.6%）、糖類、鈣、磷、鐵、維他命（A、B_1、B_2、C）、尼克酸、多種酶、磷脂等成分。具有補肝明目、養血的功效。適用於血虛痿黃、虛勞羸瘦、青盲雀目等症。

　　牛肉。牛肉為牛科動物牛的肉。性味甘，平。含有蛋白質（20.1%）、脂肪（10.2%）、維他命（B_1、B_2）、鈣、磷、鐵等成分。具有補脾胃、補氣養血、強筋骨的功效。適用於虛損、消渴、脾弱不運、痞積、水腫、腰膝酸軟等症。

　　牛肚。牛肚為牛科動物牛的胃。性味寒，微溫。含有蛋白質（14.8%）、脂肪（3.7%）、鈣、磷、鐵、維他命（B_1、B_2）、尼克酸。具有補虛、益脾胃的功效。適用於病後虛羸、氣血不足、消渴、風眩等病。

　　牛奶。牛奶為牛科動物黃牛或水牛的奶。性味甘，平。含有蛋白質、脂肪、糖類、鈣、磷、鐵、鉀、鈉、維他命（A、B_1、B_2、B_6、C）、尼克酸、泛酸；蛋白質含有人體必需的胺基酸。具有補虛損、益肺胃、生津潤腸的功效。適用於虛弱勞損、反胃噎膈、消渴、便祕等症。

　　牛腎。牛腎為牛科黃牛或水牛的腎臟。性味甘，溫。含有蛋白質（12.8%）、糖類（0.3%）、脂肪（3.7%）、磷、鐵、維他命（B_1、B_2、C、A）、尼克酸等成分。具有益精、補益腎氣、去溼痹的功效。

羊肉。羊肉為牛科動物山羊或綿羊的肉。性味甘，溫。含有蛋白質、脂肪、鈣、磷、鐵、維他命（B_1、B_2）、膽固醇、糖類等成分。具有益氣補虛、溫中暖下的功效。適用於虛勞羸瘦，腰膝酸軟、產後虛冷、腹痛、寒疝、中虛反胃等症。

羊肚。羊肚為牛科動物山羊或綿羊的胃。性味甘，溫。含有蛋白質、脂肪、糖類、鈣、磷、鐵、維他命（B_1、B_2）、尼克酸等成分。具有補虛、健脾胃的功效。適用於虛勞羸瘦、不能飲食、消渴、盜汗、尿頻等症。

羊肝。羊肝為牛科動物的山羊或綿羊的肝臟。性味甘、苦，寒。含有蛋白質（18.5％）、脂肪（7.2％）、較多的維他命 A、糖類、鈣、磷、鐵、維他命（B、C）、尼克酸等成分。具有益血、補肝、明目的功效。適用於血虛痿黃羸瘦、肝虛目暗昏花、雀目、青盲、翳障等症。

羊奶。羊奶為牛科動物山羊或綿羊的乳。性味甘，溫。含有蛋白質（3.8％）、脂肪（4.1％）、糖類、鈣、磷、鐵、維他命（A、B_1、B_2、C）、尼克酸。具有溫潤補虛的功效。適用於虛勞羸瘦、消渴、反胃、呃逆、口瘡、漆瘡等症。

羊腎。羊腎為牛科動物山羊或綿羊的腎臟。性味甘，溫。含有蛋白質、脂肪、鈣、磷、鐵、維他命（A、B_1、B_2、C）尼克酸等成分。具有補腎氣、益精髓的功效。適用於腎虛勞損、腰膝酸軟、足膝痿弱、耳聾、消渴、陽痿、尿頻、遺尿等症。

羊心。羊心為牛科動物山羊或綿羊的心臟。性味甘，溫。含有蛋白質（11.1％）、脂肪（8.3％）、灰分（1.4％）、鈣、磷、鐵、維他命（B_1、B_2、A、C）、尼克酸。具有補心、舒鬱的功效。適用於勞心膈痛、驚悸等症。

羊脛骨和脊骨。羊脛骨和脊骨為牛科動物山羊或綿羊的脛和脊骨。性味甘，溫。含有大量磷酸鈣、少量碳酸鈣、磷酸鎂和微量的氟、氯、

鈉、鉀、鐵、鋁、骨膠原、骨類黏蛋白、彈性硬蛋白、中性脂肪、磷脂等成分。具有補肝腎、強筋骨、補血的功效。適用於治療誤吞銅和金。

　　羊肺。羊肺為牛科動物山羊或綿羊的肺臟。性味甘，平。含有蛋白質（20.2%）、脂肪（2.8%）、灰分、鈣、磷、鐵、維他命（B_1、B_2）、尼克酸。具有補肺氣、調水道的功效。適用於肺痿咳嗽、消渴、小便不利或頻數等症。

　　野豬肉。野豬肉為豬科動物野豬的肉。性味甘、鹹，平。具有補養虛贏、止便血、痔瘡出血的功效。

　　烏骨雞。烏骨雞為雉科動物烏骨雞之一種的肉或除去內臟的全體。性味甘，平。含有蛋白質、脂肪、鈣、磷、鐵、維他命（B_1、B_2）、菸鹼酸。具有養陰退熱的功效。適用於虛勞骨蒸羸瘦、消渴、脾虛、滑泄、下痢噤口、崩中、帶下等症。

　　雞肉。雞肉為雉科動物家雞的肉。性味甘，溫。含有蛋白質（23.5%）、脂肪（1.1%）、鈣、磷、鐵、鉀、鈉、氮、硫、氧化鐵、氧化鎂、氧化鈣、維他命（A、B_1、B_2、C、E）、尼克酸。具有溫中益氣、補精添髓的功效。適用於虛勞羸瘦、中虛胃呆食少、瀉泄、下痢、消渴水腫、小便頻數、崩漏帶下、產後乳少、勞後虛弱等症。

　　雞腸。雞腸為雉科動物家雞的腸。具有補腎止遺的功效。適用於遺精、遺尿、白濁、痔漏等症。

　　蛋。蛋為雉科動物家雞的卵。性味甘，平。蛋清含有蛋白質（10%）、脂肪（30%）、糖類、鈣、磷、鐵、維他命（A、B_1、B_2、C）、泛酸、胺基苯甲酸；蛋白質中含人體所需多種胺基酸；蛋黃含蛋白質（13.6%）、脂肪（30%）、糖類、鈣、磷、鐵、維他命（A、B_1、B_2）、尼克酸，對胺基苯甲酸。鳳凰衣含有角蛋白、黏蛋白纖維。蛋殼含碳酸

鈣、磷酸鈣、碳酸鎂、有機物、膠質等成分。具有潤燥、養血安胎的功效。適用於熱病煩悶、燥咳聲啞、目赤咽痛、胎動不安、產後口渴、下痢、燙傷等症。

雞肝。雞肝為雉科動物家雞的肝臟。性味甘，微溫。含有蛋門質、脂肪、糖類、鈣、磷、鐵、維他命（A、B_1、B_2、C）、尼克酸。具有補肝腎、療疳積的功效。適用於肝虛目暗、小兒疳積、婦人胎痛等症。

鵝肉。鵝肉為鴨科動物鵝的肉。性味甘，平。含有蛋白質（10.8%）、脂肪（11.2%）、鈣、磷、鐵、銅、錳、維他命（A、B_1、B_2、C）等成分。具有益氣補虛、和胃止渴的功效。適用於虛羸、消渴等症。

鴿肉。鴿肉為鳩鴿科動物原鴿、家鴿的肉。性味甘、鹹，平。含有粗蛋白質（22.14%）、粗脂肪（1%）、灰分（1%）。具有補肝腎、益精血、益氣、祛風解毒的功效。適用於虛羸、消渴、久瘧、婦女血虛經閉、惡瘡、疥癬等症。

白鴨肉。白鴨肉為鴨科動物家鴨的肉。性味甘、鹹，涼。含有蛋白質（16.5%）、脂肪（7.5%）、糖類、鈣、磷、鐵、維他命（B_1、B_2）、尼克酸。具有滋陰養胃、利水消腫的功效。適用於勞熱骨蒸、咳嗽、水腫等症。

鴿蛋。鴿蛋為鳩鴿科動物原鴿、家鴿的蛋。性味甘、鹹，平。含有蛋白質（9.5%）、脂肪（6.4%）、糖類、鈣、磷、鐵。適用於解瘡毒、痘毒。

鵪鶉。鵪鶉為雉科動物鵪鶉的肉或全體。性味甘，平。具有補五臟，清痢溼熱的功效。適用於瀉痢疳積、溼痹等症。

水產類食品

帶魚。帶魚為帶魚科動物帶魚的肉。性味甘、鹹，平。含有蛋白

質、脂肪、灰分、鈣、磷、鐵、維他命（B_1、B_2）、尼克酸等成分。鮮帶魚每公斤含磺 80 微克，每 100 克含維他命 A_{50} 國際單位。具有補五臟、和中開胃、袪風殺蟲、暖胃、補虛、澤膚的功效。適用於食慾不振、胃痛、皮膚不潤等症。

鯊魚。鯊魚為皺唇鯊科動物白斑星鯊的肉和其它鯊魚的肉。性味甘、鹹。平。具有消腫去瘀、補五臟的功效。適用於五臟虛弱、血瘀、腫脹症。

青魚。青魚為鯉科動物青魚的肉。性味甘，平。含有蛋白質（19％）、脂肪（5.2％）、鈣、磷、鐵、維他命（B_1、B_2）、尼克酸等成分。具有補氣化溼、養胃、醒脾、溫營化食的功效。適用脾胃陽虛、氣虛、食慾不振等症。

鱉肉。鱉肉為鱉科動物中華鱉的肉。性味甘，平。含有蛋白質（16.5％）、脂肪、糖類、鈣、磷、鐵、維他命（A、B_1、B_2）、尼克酸等成分。具有涼血的功效。適用於骨蒸勞熱、久瘧、久痢、崩漏帶下、瘰癧等症。

烏賊肉。烏賊肉為烏賊科動物無針烏賊或全烏賊的肉。性味鹹，平。乾烏賊含有蛋白質（68.0％）、脂肪（4.2％）、糖類、鈣、磷、鐵等成分。具有養血滋陰的功效。適用於血虛經閉、崩漏帶下的等症。

對蝦。對蝦為對蝦科動物對蝦的肉或全體。性味甘、鹹，溫。含有蛋白質（20.6％）、脂肪（0.7％）、糖類（0.2％）、鈣、磷、鐵、維他命（A、B_1、B_2）、尼克酸。體肌含原肌球蛋白、副肌球蛋白等成分。具有補腎壯陽、化痰開胃的功效。適用於性機能減退、陽痿等症。

蝦。蝦為長臂蝦動物青蝦等多種淡水蝦的全體或肉，性味甘，溫。含蛋白質（16.4％）、脂肪、糖類、鈣、磷、鐵、維他命（A、B_1、B_2）、

尼克酸。具有補腎壯陽、通乳的功效。適用於陽痿、乳汁不下、丹毒、癰疽、臁瘡等症。

海參。海參為刺參科動物刺參的全體。性味甘、鹹，溫。食用乾海參含水分（21.55%）、粗蛋白質（55.5%）、脂肪、灰分（21.09%）；水浸海參含水分（70%）、蛋白質（21.5%）、脂肪（0.37%）、糖類（1%）、灰分（1.1%）、鈣（118%）、磷（22%）、鐵等成分。具有補腎益精、養血潤燥的功效。適用於精血虧損、身體虛弱、陽痿遺精、消瘦乏力、小便頻數、腸燥便難等症。

海蜇。海蜇為海蜇科動物海蜇的口腕部。性味鹹，平。含有蛋白質（12.5%）、脂肪（0.1%）、糖類（4%）、鈣、磷、鐵、維他命（B_1、B_2）、尼克酸、碘、膽鹼。具有清熱化痰、消積、潤腸的功效。適用於痰咳、哮喘、痞積脹滿、大便結燥、腳腫、痰咳等病。

泥鰍。泥鰍為鰍科動物泥鰍的肉。性味甘，平。含有蛋白質（9.6%）、脂肪（3.7%）、糖類、鈣、磷、鐵、維他命（A、B_1、B_2）、尼克酸。具有補中益氣、祛溼邪的功效。適用於消渴、陽痿、傳染性肝炎等症。

龍蝦。龍蝦為龍蝦科動物龍蝦肉和全體。性味甘、鹹，溫。含有膽固醇、胡蘿蔔素、色素，伊勢蝦（龍蝦的一種）含蛋白質、脂肪、維他命以及碘、鈣、磷、鐵等成分。具有溫腎壯陽、健胃化痰的功效。適用於腎虛陽痿、脾虛食少等症。

蛤蜊肉。蛤蜊肉為蛤蜊科四角蛤蜊或其他種蛤蜊的肉。性味鹹，寒。含有蛋白質、脂肪、糖類、鈣、磷、鐵、維他命（A、B_1、B_2、C）、尼克酸、碘等成分。具有滋陰、利尿化痰、軟堅散結的功效。適用於癭瘤、崩、帶、痔瘡、消渴、水腫、痰飲、癖塊等症。

水果類食品

梨。梨為薔薇科植物白梨、沙梨、秋子梨等栽培種的果實。性味甘、微酸，寒。含有葡萄糖、蔗糖、維他命（B、C）、檸檬酸、蘋果酸等成分。具有清心潤肺、化痰止咳的功效。適用於肺熱咳嗽、眼目赤痛、大小便不暢、酒毒等症。

橘子。橘子為芸科植物福橘或朱橘等多種橘的成熟果實。性味甘、酸，平溫。含有維他命C等成分。具有止渴生津、通利小便的功效。適用於口乾熱燥、胃口熱毒、水瀉、咳嗽等症。

杏子。杏子為薔薇科植物杏或山杏的果實。性味甘、酸、微溫，有小毒（含氰苷有毒物質）。甜杏仁含杏仁油、蛋白質等成分。具有止咳平喘、潤腸通便的功效。適用於老年咳嗽、虛咳等病。

甜瓜。甜瓜為葫蘆科植物甜瓜的果實。性味甘，寒。含有蛋白質、脂肪、糖類、鈣、磷、鐵、胡蘿蔔素、磺胺素、核黃素、尼克酸、抗壞血酸等成分。具有解暑止渴、清熱解毒的功效。適用於腸癰、腫癰等症。

無花果。無花果為桑果植物無花果的成熟花托。性味甘，平。含有果糖、葡萄糖、維他命A、蛋白質、胺基酸等成分。具有清熱潤腸、開胃驅蟲的功效。適用於肺熱聲嘶、便祕、消化不良、痔瘡等症。

香蕉。香蕉為芭蕉科植物香蕉的果。性味甘，寒。含有澱粉0.5%、蛋白質1.3%、脂肪0.6%、糖、維他命（A、B、C、E），並含少量5-羥色胺、去甲腎上腺素和二羥基乙胺。具有滋陰潤腸、清熱解毒之功能。適用於熱病煩渴、痔血等症。

鳳梨。鳳梨為多年生草本植物鳳梨的果實。性味甘，溫熱，有小毒。含有糖類、脂肪、蛋白質、澱粉、有機酸等成分。具有清熱解暑、

消食止瀉的功效。適用於身熱煩渴、消化不良、支氣管炎、腸炎等症。

荔枝。荔枝為無患子科植物荔枝的果實。性味甘、酸、澀，溫。含有蔗糖、蛋白質，葡萄糖、脂肪、維他命C、檸檬酸等成分。具有補脾益肝、益智養神的功效。適用於小兒遺尿、婦女虛弱貧血、呃逆等症。

椰子瓤。椰子為棕櫚科植物椰子的胚乳。性味甘，溫，氣香。含有脂肪酸、椰子油等成分。具有清熱解渴、補虛驅蟲的功效。適用於心力衰竭、條蟲、薑片蟲等症。

椰子漿。椰子漿為棕櫚科植物椰胚乳的漿液。性味甘，含有脂肪油、糖類、蛋白質、維他命（B_1、B_5、C）等。具有益氣、祛風的功效。

桃。桃為薔薇科植物桃的成熟果實。性味甘、酸，微毒。含有葡萄糖等成分。具有活血化瘀、潤腸鎮咳的功效，適用於冠心病、彌漫性血管內凝血等症。

葡萄。葡萄為葡萄科植物的果實。性味甘、酸、澀，平。含有糖類、蛋白質、維他命（B_1、B_2、C）、菸鹼酸、多種無機鹽等成分。具有健胃生津、利小便的功效。適用於肝炎、黃疸、風溼痛、妊娠惡阻、孕婦胸腹脹滿、痢疾等症。

櫻桃。櫻桃為薔薇科植物櫻桃的果實。性味甘，溫。含有糖類、檸檬酸、酒石酸、維他命（B、C）等成分。具有益氣、祛風溼之功效。適用於癱瘓、四肢不仁、風溼腰腿疼痛、凍瘡等症。

柿子。柿子為柿子科植物柿的果實。性味甘、澀，涼。含有葡萄糖、蔗糖、果糖等成分。具有降壓止血、清熱解渴的功效。適用於咽喉熱痛、咳嗽痰多、口乾吐血、腸內宿血、腹瀉痢疾等症。

石榴。石榴為石榴科植物石榴的果實。性味酸，溫。含有石榴酸、

雌酮及雌二醇、β- 谷固醇、甘露醇等成分。適用於滑瀉、久痢、崩漏、帶下等症。

橄欖。橄欖為橄欖科植物橄欖的果實。性味甘、澀、酸，平。果實含有蛋白質、脂肪、糖類、鈣、磷、鐵、維他命 C 等成分。具有生津清肺、利咽、解毒的功效。適用於咽喉腫痛、煩渴、咳嗽吐血、菌痢、癲癇等症，解河豚毒和酒毒。

芒果。芒果為漆樹科植物芒果的果實。性味甘、酸，平。含有糖類、蛋白質、粗纖維、維他命（B_1、B_2、C）、葉酸、多種有機酸、多酚類化合物、多種胡蘿蔔素及蝴蝶梅黃素等。具有止渴生津、去痰止咳、益胃、利尿的功效。常食可潤澤皮膚、預防眼病。

羅漢果。羅漢果為葫蘆科植物羅漢果的果實。性味甘，涼。含有葡萄糖等成分。具有清肺潤腸、消暑潤喉的功效。適用於肺燥咳嗽、便祕、支氣管炎、扁桃體炎、喉痛聲嘶等症。

松子。松子為松科植物紅松的種子。性味甘，微溫。含有蛋白質、脂肪油、碳水化合物、灰分、揮發油等成分。具有養液、熄風、潤肺、滑腸之功效。適用於風痹、頭眩、燥咳、吐血、便祕等症。

榛果。榛果為樺本科植物的榛的種仁。性味甘，平。含有蛋白質（16.2 ～ 18％）、脂肪（50.6 ～ 77％）、碳水化合物（16.5％）、灰分（3.5％），具有調中、開胃、明目的功效。適用於飲食減少、體倦乏力、易疲勞、眼花、肌體消瘦等症。

柚。柚為芸香科植物柚的成熟果實。性味甘、酸，寒。含有柚皮苷、新橙皮苷、胡蘿蔔素、維他命（B_1、B_2、C）、菸鹼酸、鈣、磷、鐵、糖類及揮發油等成分。具有消食化痰、芳香健脾、行氣解酒的功效。

枇杷。枇杷為薔薇科植物枇杷的果實。性味甘、酸，平。含有糖類、酒石酸、蘋果酸、檸檬酸、丹寧、胡蘿蔔素、維他命 C 等成分。具有潤燥止咳、和胃降逆的功效。適用於肺熱咳嗽、口乾煩渴等症。

蘋果。蘋果為薔薇科植物蘋果的果實。蘋果性味酸、甘，平。含有糖、蘋果酸、酒石酸、檸檬酸等成分。具有補心益氣、潤肺化痰的功效。適用於消化不良、口乾咽燥、便祕、高血壓等症。

栗子。栗子為殼斗科植物栗的種仁。性味甘，溫。含有糖類、澱粉、蛋白質、脂肪、維他命（B_1、B_2）等成分。具有益氣、厚腸胃、補腎氣的功效。適用於老年腎虧、腰腳無力、小兒腹瀉等症。

西瓜。西瓜為葫蘆科植物西瓜的果瓤。性味甘、淡，寒、涼。含有果糖、葡萄糖、磷酸、蘋果酸、胺基酸、維他命 C 等成分。具有消煩止渴、解暑清熱的功效，適用於暑熱、口乾煩渴、小便不利、酒毒等症。

荸薺。荸薺為莎草科植物荸薺的球莖。性味甘，微寒、滑。含有澱粉、蛋白質、鈣、鐵、磷、維他命（A、B_1、B_2、C）、菸鹼酸、荸薺莢等成分。具有消除痹熱、溫中益氣的功效。適用於咽喉腫痛、大便下血、高血壓、全身浮腫、小便不利等症。

菱。菱為菱科植物菱的果肉。性味甘、涼。含有澱粉、葡萄糖、蛋白質、抗癌物質等成分。具有清暑解熱、益氣健脾的功效。適用於子宮癌、胃癌、食道癌、泄瀉等症。

花生。花生為豆科植物花生的種子。性味甘，平。含有蛋白質、脂肪、胺基酸、卵磷脂、嘌呤、生物鹼、維他命（B_1、B_2、A、C）、泛酸、三萜皂苷、鈣、磷、鐵等成分。種子皮含有脂質、固醇、丹寧、無色飛燕草素、花生苷。具有養血補脾胃、潤肺化痰、止血增乳、潤腸通便的功效。

蔬菜類食品

芹菜。芹菜為傘形科植物旱芹的全草。性味甘、苦、涼。可食部分中含有蛋白質（2.2%）、脂肪（0.3%）、粗纖維、鈣、磷、鐵、維他命（B_1、B_2、C、P）、尼克酸、揮發油、甘露醇、菸鹼酸、芫荽苷（黃酮類）等成分。具有平肝清熱、祛風利溼的功效。適用於高血壓病、眩暈頭痛、面紅目赤、血淋、癰腫等症。

莧菜。莧菜為莧科植物莧的莖葉。性味甘，涼。含有甜菜鹼、草酸鹽、蛋白質、脂肪、糖類、胡蘿蔔素、菸鹼酸、維他命C。具有清熱利竅的功效。適用於赤白痢疾、二便不通等症。

空心菜。空心菜為旋花科植物蕹菜的莖葉。性味甘，平，性微寒。含蛋白質、脂肪、糖類、鈣、磷、鐵、菸鹼酸、胡蘿蔔素、維他命（B_1、B_2、C）等成分。具有清熱涼血、潤腸通便、祛口臭、消腫去腐等功效。《陸川本草》說它能「治腸胃熱，大便結」。《食物中藥與便方》記載它能「治肺熱咳血」，「小兒夏季熱」。適用於鼻衄、便祕、淋濁、便血、痔瘡、癰腫、小兒胎毒、疔瘡癰毒、丹毒、吐血、衄血、尿血、蛇蟲咬傷等症。

藕。藕為睡蓮科植物蓮的肥大根莖。性味甘，寒。含有澱粉、蛋白質、天門冬素、維他命C、多種多酚化合物（0.2%）、過氧化酶等成分。具有養血生肌、健脾胃、止瀉的功效。適用於熱病煩渴、吐血、衄血、熱淋等症。

紫菜。紫菜為紅毛科植物甘紫菜的葉狀體。性味甘、鹹、寒。含有蛋白質（24.5%）、脂肪（0.9%）、糖類、粗纖維、鈣、磷、鐵、胡蘿蔔素、維他命（B_1、B_2、C）、尼克酸、碘等成分。甘紫菜含維他命（B_1、

B_2）、尼克酸、生物素、膽鹼、多量自由胺基酸、β-胡蘿蔔素、葉黃素、玉蜀黍黃素、藻紅蛋白、藻青蛋白、葉綠素、磷脂及其他脂類、檸檬烯、異松油烯、香葉醇及有機酸等成分。具有軟堅化痰、清熱利尿的功效。適用於癭瘤、腳氣、水腫、淋病等症。

薺菜。薺菜為十字花科植物薺菜的帶根全草。性味甘，平。含有草酸、酒石酸、蘋果酸、對胺基苯磺酸、延胡索酸等有機酸、蛋白質、脂肪、糖、粗纖維，另外尚含鈣、磷、鐵，以及維他命（A、B_1、B_2、C）等成分。具有和脾、利水、止血、明目的功效。適用於痢疾、水腫、淋病、乳糜尿、吐血、便血、血崩、月經過多、目赤疼痛等症。

馬齒莧。馬齒莧為馬齒莧科植物馬齒莧的全草。性味酸，寒。含有大量甲基腎上腺素和多量鉀鹽、多種有機酸、蛋白質、脂肪、糖、粗纖維、鈣、磷、鐵、維他命（A、B_1、B_2、C）、生物鹼、香豆精類、黃酮類、強心苷和蒽醌苷等成分。具有清熱解毒、散血消腫的功效。適用於熱痢膿血、熱淋、血淋、帶下、癰腫、惡瘡、丹毒、瘰癧等症。

紅蘿蔔。紅蘿蔔為傘形科植物紅蘿蔔的根。性味甘，平。含有大量維他命A、維他命B及B_1、糖類、脂肪油、揮發油、傘形科內酯、咖啡酸、綠原酸、沒食子酸、對羥基苯甲酸等成分。具有明目、健脾、化滯的功效。適用於消化不良、久痢、咳嗽和夜盲症等症。

番茄。番茄為茄科植物番茄的新鮮果實。性味甘、酸，微寒。含有蘋果酸、檸檬酸、腺嘌呤、葫蘆巴鹼、膽鹼和少量番茄鹼；鈣、磷、鐵、胡蘿蔔素、維他命（A、B_1、B_2）、尼克酸等成分。具有生津止渴、健胃消食的功效。適用於口渴、食慾不振等症。

菠菜。菠菜為藜科植物菠菜的帶根全草。性味甘，涼。含有蛋白質、脂肪、糖類、鈣、磷、鐵、胡蘿蔔素、維他命（B_1、B_2、C）、尼克

酸、草酸、芸香苷、氟、生育酚、6-羥甲基喋啶二酮等成分。具有滋陰潤燥、養血止血的功效。適用於衄血、便血、壞血病、消渴引飲、大便澀滯等症。

絲瓜。絲瓜為葫蘆科植物絲瓜或粵絲瓜的鮮嫩果實，或霜後乾枯的老熟果實。性味甘，涼。含有皂苷、絲瓜苦味質、多含黏液、瓜胺酸，絲瓜的汁液含皂苷、黏液、木聚糖、脂肪、蛋白質、維他命（C、B）等成分。具有清熱化痰、涼血、解毒的功效。適用於熱病身熱煩渴、痰喘咳嗽等症。

苦瓜。苦瓜為葫蘆科植物苦瓜的果實。性味苦，鹹。果實含苦瓜苷、5-羥色胺和多種胺基酸、麩胺酸、β-丙胺酸、苯丙胺酸、α-胺基乙酸、瓜胺酸、半乳糖醛酸、果膠、丙胺酸等成分。青者有燥熱清心、明目解毒的功效；熟者有養血滋肝、潤脾補腎的功效。

茄子。茄子為茄科植物茄的果實。性味甘，涼。含葫蘆巴鹼、水蘇鹼、膽鹼、龍葵鹼等多種生物鹼。種子中含龍葵鹼量高。果皮含色素茄色苷、紫蘇苷等成分。具有清熱、和血、止痛消腫的功效。適用於腸風下血、熱毒瘡癰、皮膚潰瘍等症。外用：紫茄皮治扁平疣。

地瓜。地瓜為豆科植物豆薯的塊根。性味甘，涼。塊根含蛋白質（0.56％）、脂肪（0.13％）、糖類等。性味甘，涼。具有生津止渴的功效。適用於熱病口渴等症。

南瓜。南瓜為葫蘆科植物南瓜的果實。性味甘，溫、平。含有葫蘆巴鹼、南瓜子鹼、腺嘌呤、精胺酸、天門冬胺酸等成分。具有除溼祛蟲、退熱止痢的功效。適用於條蟲、蛔蟲患者、燙火傷、乳癌等症。

韭菜。韭菜為百合科植物韭的葉。性味辛，溫。具有溫中散血、行氣、解毒的功效。適用於胸痹、噎膈、反胃、吐血、衄血、尿血、痢

疾、消渴、痔漏、脫肛、跌打損傷、蟲蠍蜇傷等症。

萵苣。萵苣為菊科植物萵苣的莖葉。含有蛋白質、脂肪、糖類、鈣、磷、鐵、胡蘿蔔素、維他命（B_1、B_2、C）、尼克酸等成分。具有利五臟、通經脈的功效。適用於小便不利、尿血、乳汁不通等症。

馬鈴薯。性味甘，平。含有大量澱粉、蛋白質、膠質、檸檬酸、乳酸、鉀鹽等成分。具有健脾和胃、益氣和中的功效。此外，發芽馬鈴薯含有龍葵素，是一種有害物質，不能食用，以免中毒。適用於胃痛、便祕及十二指腸潰瘍疼痛等症。

黃瓜。黃瓜為葫蘆科植物黃瓜的果實。性味甘，寒，有小毒。含有糖類、苷類、胺基酸、維他命（A、B_2、C）鈣、磷、鐵等成分。具有清熱，解渴，利尿的功效。適用於小便不暢、四肢浮腫、高血壓、黃疸等症。

木耳。木耳為木耳科植物木耳的子實體。性味甘，平。含有蛋白質、脂肪、糖、粗纖維、鈣、磷、鐵、胡蘿蔔素、維他命B、尼克酸。乾木耳含卵磷脂、磷脂、腦磷脂、固醇等成分。具有涼血、止血的功效。適用於腸風、血痢、血淋、崩漏、痔瘡等症。

蘑菇。蘑菇為黑傘科植物的子實體。性味甘，涼。新鮮蘑菇含蛋白質（2.9%）、脂肪（0.2%）、糖類（3.0%）；蘑菇含有粗纖維、鈣、磷、鐵、維他命（B_1、B_2、B_6、C、D、E、K）、泛酸、生物素、葉酸、多種胺基酸；還含與胺基酸有關的含氮物質、多種酶。灰分中還含鈉、鉀、銅、鋅、氟、氯、碘、錳等成分。具有開胃、理氣化痰、解毒的功效。適用於麻疹、癌症等。

白菜。白菜為十字花科植物青菜的幼株。性味甘，平、寒。含有蛋白質、脂肪、粗纖維、磷、鐵、維他命C、鈣質等成分。具有治療口乾煩渴、大小便不利等的功效。

　　高麗菜。高麗菜性味甘，平。含有維他命U。具有止痛、生肌的功效。適用於胃及十二指腸潰瘍，抑制癌的發生。

　　白蘿蔔。白蘿蔔為十字花科植物萊菔的新鮮根。性味甘、辛，平。含有維他命（B、C）、碘、精胺酸、膽鹼、澱粉酶、氧化酶等成分。具有健胃、消食、止咳化痰、利尿的功效。適用於食積脹滿、肺熱吐血、小便不暢等症。

　　辣椒。辣椒為茄科一年生草本植物辣椒的果實。性味苦、辛，大熱。含有維他命C等成分。具有祛寒健胃、消食化滯的功效。適用於胃寒飽脹、消化不良、食慾不振、胃納欠佳等症。

　　冬瓜。冬瓜為葫蘆科植物冬瓜的果實。性味甘，微寒。具有清熱解毒、利尿化痰的功效。適用於慢性胃炎、腎炎、小便不利、中暑高燒、昏迷等症。

　　油菜。油菜又名芸苔、胡菜、紅油菜。其籽可以用來榨油、即為菜籽油。性涼味辛，入肝、脾經，有活血化瘀、消腫的功效。油菜的莖葉主治癰腫丹毒。對口腔潰瘍、齒齦出血、牙齒鬆動及皮膚出血點有一定的療效。其種子可行滯祛瘀血，可用以治療產後諸疾。油菜中的植物蛋白含量較多，身體虛弱者可將其作為蔬食佳品。

　　茭白筍。茭白筍性寒味甘，入肝、胃、脾、膽經。能解熱毒、除煩渴、通利二便，又能清熱止痢、催乳，可治煩熱、消渴、黃疸、痢疾、目赤、二便不通等症。可治療婦女產後乳汁缺乏、高血壓、大便祕結等疾病。茭白筍還有通利胃腸、解煩熱之功效。《本草拾遺》說茭白筍能「去煩熱、止渴」。因茭白筍性寒，在食用時應注意，脾胃或下焦虛寒者應忌服。此外，因其所含難溶性草酸鈣較多，故患腎臟疾病、尿路結石或尿中草酸鹽類結晶較多者不食為宜。

　　洋蔥。洋蔥性平味甘辛，有清熱化痰、解毒殺蟲功效。洋蔥中提取物還具有殺菌作用，在 1：10 濃度時能抑制金黃色葡萄球菌、白喉桿菌生長。洋蔥含有較豐富的維他命 A、B_1、B_2、C 及鈣、鐵、磷等礦物質，並含咖啡酸、芥子酸、檸檬酸鹽、多糖、槲皮素等，可用於維他命缺乏症，特別是維他命 C 缺乏；洋蔥還有提高胃腸道張力、增加消化道分泌的作用；常食洋蔥還可使頭髮秀美稠密。茼蒿。茼蒿性平味甘辛，入脾、胃經。具有利脾胃、消食開胃、化痰通便等功效。可治療脾胃虛弱、脘腹脹滿、消化不良、食慾減退。還可治熱咳濃痰、高血壓頭昏腦脹、睡眠不安、二便不通等病症。《得配本草》指出它能「利腸道，通血脈，除膈中臭氣。」《千金方》說它有「安心氣，養脾胃，消痰飲」的功能。《日用本草》記載它能「消水穀」。

　　芋頭。芋頭性平味甘辛，入胃、大腸經。具有益胃寬腸通便、解毒散結、久服補中益肝腎、療熱止渴、添精益髓之功效。可治療大便乾燥硬結、婦女產後惡露排出不暢、瘰癧、腫毒、甲狀腺腫、腸中癖塊、無名腫毒、蟲咬蜂蜇、急性關節炎、乳腺炎等病症。《唐本草》說它能「主寬腸胃，充肌膚，滑中」。《本草拾遺》記載它「吞食開胃，通腸閉；產後煮食之破血」。《日華子本草》認為它有「破宿血，去死肌，和魚煮，甚下氣，調中補虛」的功效。

　　豌豆。豌豆性平味甘，入脾、胃、大腸經。具有和中益氣、利小便、解瘡毒、通乳消脹等功能。可治療霍亂吐痢、腳氣、癰腫、產後乳少、糖尿病等病症。

　　金針。金針性平微涼味甘。具有養血平肝、利水消腫、通乳、清熱利咽喉之功效。可治眩暈、耳鳴、心悸、煩熱、小便赤澀、水腫、淋病、吐血、衄血等症。《昆明民間常用草藥》說它能「補虛下奶、平肝利尿。」《雲南中草選藥》記載它能治「頭暈、心悸」及「乳汁分泌不

足、關節腫痛。」《本草圖經》說它能「安五臟、補心志、明目。」《本草綱目》記載它能「消食、利溼熱」。但是，新鮮金針中含有一種叫秋水仙鹼的物質，若這種物質進入體內，可被氧化成二秋水仙鹼，這種物質有較強的毒性，可使人體出現噁心嘔吐、腹痛、腹脹及腹瀉等胃腸道中毒症狀。所以金針千萬不能新鮮生吃，一定要經加工或晒乾後才能食用。

大頭菜。大頭菜性溫味辛、苦、甘，入胃經。具有溫脾胃、開胃消食、下氣寬中、利溼解毒等功效。可治療胃口不好、寒積腹痛、食積不化、黃疸、乳癰、皮膚瘡癤癘腫等病症。《醫林纂要》指出它能「利水解熱、下氣寬中、功用同蘿蔔。」《食療本草》認為它有下氣、利小便的功效。

香菇。香菇性平味甘，無毒。具有補氣益味、活血、托痘疹之功效。可治療佝僂病、食慾不振、貧血、肝硬化、腫瘤等病症。《本草求真》認為它能「益胃助食」。《現代實用中藥》記載它「為補充維他命 D 的要劑，預防佝僂病，並治貧血。」

海帶。海帶性寒味鹹、無毒，入肝、胃經。具有軟堅化痰、利水泄熱等功效。可治療痰熱咳嗽、血熱鼻血、高血壓、頸淋巴腺炎、單純性甲狀腺腫、水腫、腳氣、乙型腦炎、急性青光眼、癌症、尿道炎、膀胱炎等病症。《本草綱目》說它能「治水病、癭瘤、功同海藻。」《泉州本草》認為它能「治溼熱小便不通、血淋、咽喉腫痛」。《分類草藥性》記載它有「治一切熱毒、消腫、清炎」的功用。《醫林纂要》指出它能「補心、行水、消痰、軟堅、消癭瘤結核、療寒熱瘰疝、治腳氣水腫、通噎膈。」《植物名實圖考》說它能「治五淋、止小便痛。」

第七章　常用補益藥膳藥品

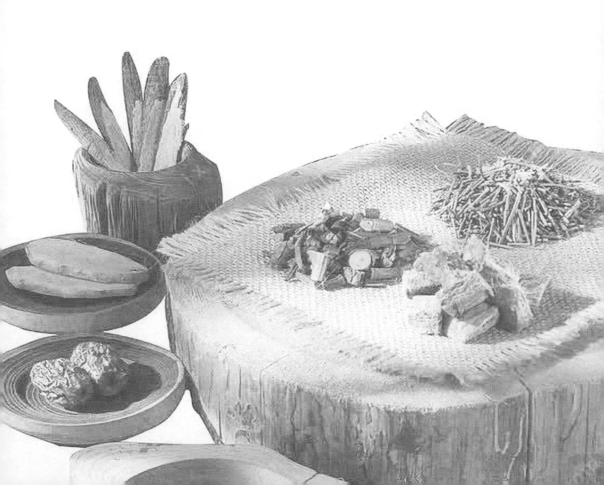

西洋參

西洋參為五加科草本植物西洋參的根。性味甘、苦,涼。含有人參皂苷、樹脂、揮發油等成分,有強壯和鎮靜作用。具有益氣生津、潤肺清熱的功效。適用於氣陰虛所致少氣、口乾口渴、乏力等症。

太子參

太子參為石竹科植物異葉假繁縷的塊根。性味甘、苦,微溫。含有果糖、澱粉、皂苷等成分。具有補肺、健脾、補氣、生津的功效。

五味子

五味子為木蘭科木質藤本植物北五味子和南五味子的成熟果實。性味酸、甘,溫。含有五味子素、蘋果酸、檸檬酸、酒石酸、維他命C、揮發油、脂肪油、糖類、樹脂、丹寧等成分。具有益氣生津、補腎養心、收斂固澀的功效。適用於肺虛喘嗽、津虧口渴、自汗、盜汗、腹瀉神經衰弱等症。

白朮

白朮為菊科植物白朮的根莖。性味甘、苦,溫。含有揮發油、維他命A。具有健脾益氣、燥溼利水、益氣止汗的功效。適用於脾胃虛弱、不思飲食、倦怠、少氣、水腫、泄瀉、自汗、胎氣不安、小便不利等症。

白扁豆

白扁豆為豆科植物扁豆的種子。性味苦,平。含有蛋白質(22.7%)、

脂肪、糖類、鈣、磷、鐵、鋅、泛酸、氰苷、酪胺酸酶等成分。具有健脾和中、消暑化溼的功效。適用於脾胃虛弱、暑溼泄瀉、白帶等症。

熟地黃

熟地黃為玄參科植物地黃或懷地黃的根莖。性味甘，微溫。含有樟醇地黃素、糖類、維他命 A、甘露醇、胺基酸等成分。具有滋陰補血的功效。適用於血虛及肺腎陰虛、腰膝痿弱、勞嗽骨蒸等症。

阿膠

阿膠為馬科動物驢的皮，經漂去毛後，熬製而成的膠塊。性味甘，平。含膠原、鈣、硫等成分。具有補血止血、滋陰潤肺的功效。適用於貧血、心悸、燥咳、咯血、崩漏、先兆流產、產後血虛、腰酸乏力等症。

龍眼肉

龍眼肉為無患子科植物龍眼的假種皮。性味甘，溫。含有葡萄糖、蔗糖、蛋白質、脂肪酸類、腺嘌呤和膽鹼等成分。具有益心脾、補氣血、養血安神的功效。

北沙參

北沙參為傘形科植物珊瑚菜的根。性味甘、微苦，微寒。含有澱粉、生物鹼，果實含珊瑚菜素。具有潤肺止咳、益胃生津的功效。適用於肺燥乾咳、熱病傷津、口渴。

南沙參

南沙參為桔梗科植物輪葉沙參、杏葉沙參、闊葉沙參的根。性味甘，微寒。含有沙參皂苷、澱粉等成分。具有養陰清肺、祛痰止咳的功效。適用於肺熱燥咳、虛勞久咳、陰傷咽乾、喉痛等症。

麥門冬

麥門冬為百合科植物沿街草或麥門冬的鬚根上的小塊根。性味甘、微苦，微寒。含有各種甾體皂苷、黏液質、葡萄糖苷、β-谷固醇、維他命 A 樣物質等成分。具有養陰潤肺、清心除煩、益胃生津的功效。適用於肺燥乾咳、吐血、咯血、肺痿、肺癰、虛勞煩熱、熱病傷津、便祕等症。

天門冬

天門冬為百合科植物天門冬的塊根。性味甘、苦，寒。含有天門冬素、黏液質 β-谷固醇、甾體皂苷、醛醣衍生物等成分。具有滋陰清熱、潤肺生津的功效。適用於陰虛發熱、咳嗽吐血、肺痿、消癰、消渴、便祕、咽喉腫痛等症。

百合

百合為百合科植物百合細葉百合和麝香百合，及其同屬多種植物鱗莖的莖葉。性味甘、微苦，微寒。含有多種生物鹼、澱粉、蛋白質、脂肪等成分。具有潤肺止咳、清心安神的功效。適用於陰虛久咳、痰中帶血、虛煩驚悸等症。

玉竹

玉竹為百合科植物玉竹的根莖。性味甘，平。含有鈴蘭苷、鈴蘭苦苷、山奈、酚苷、槲皮素、維他命 A、澱粉、黏液質等成分。具有養陰潤燥、生津止渴的功效。適用於熱病陰傷、咳嗽、煩渴、虛勞發熱、小便頻數等症。

黃精

黃精為百合科植物黃精多花黃精或滇黃精以及同屬若干種植的乾燥根莖。性味甘，平。含有澱粉、黏液質、醌類等成分。具有補中益氣、滋陰潤心肺、強筋骨的功效。適用於體虛乏力、心悸氣短、肺燥乾咳、糖尿病等症。

石斛

石斛為蘭科植物石斛屬多種草本植物的莖。性味甘，淡。含有黏液質、石斛鹼、石斛次鹼、石斛胺等成分。具有益胃生津、養陰清熱、益精明目的功效。適用於熱病傷津、口乾煩渴，病後虛熱等症。

女貞子

女貞子為木犀科植物女貞的果實。性味甘、苦，平。含有齊墩果酸、甘露醇、葡萄糖、脂肪酸等成分。具有補肝腎、明目的功效。適用於陰虛內熱、頭暈、目花、耳鳴、腰膝酸軟、鬚髮早白等症。

旱蓮草

旱蓮草為菊科植物鱧腸的乾燥全草。性味甘、酸，涼。含有皂苷、揮發油、丹寧、維他命 A、旱蓮草素等成分。具有養陰補肝腎、涼血止

血的功效。適用於肝腎陰虛、鬚髮早白、吐血、尿血、便血、血痢、帶下、淋濁等症。

龜板

龜板為脊椎動物龜科烏龜的腹甲。性味鹹、甘，平。含有脂肪、膠質、鈣、磷等成分。具有滋陰潛陽、補腎健骨的功效。適用於陰虛潮熱、盜汗、結核病、熱病後期傷陽抽搐、腰膝酸軟、崩漏、痔漏等症。

龜膠

龜膠為龜科動物烏龜的甲殼熬煮而成的固體膠塊。性味甘、鹹，平。具有滋陰、補血止血的功效。適用於陰虛血虧、勞熱骨蒸、吐血、衄血、煩熱驚悸、腎虛腰痛、腳膝痿弱、崩漏帶下等症。

鱉甲

鱉甲為鱉科動物中華鱉魚的背甲。性味鹹，微寒。含有角蛋白、動物膠、碘質、維他命 D 及鈣鹽等。具有滋陰潛陽、軟堅散結的功效。適用於陰虛潮熱、盜汗、熱病後期傷陰抽搐、腹部腫塊、肝脾腫大、經閉等症。

蛤蟆油

蛤蟆油為蛙科動物中國林蛙或黑龍江林蛙雌性的乾燥輸卵管。性味辛，寒。含有蛋白質、脂肪等成分。具有補腎益精、潤肺養陰的功效。適用於產後虛弱、肺勞咳嗽、盜汗等症。

燕窩

燕窩為雨燕科動物金絲燕及多種同屬燕類用唾液與羽絨等混合凝結成的巢窩。性味甘，平。含有多種蛋白質、糖類、脂肪微量、纖維素、鈣、磷、鉀、硫等成分。具有滋陰潤燥、補益脾胃的功效。適用於虛損、癆瘵、咳嗽、痰喘、咯血、吐血、久痢、久瘧、噎膈反胃等症。

鹿角膠

鹿角膠為鹿科動物梅花鹿或馬鹿的角煎熬製而成的膠塊。性味甘、鹹，溫。含有膠質（25%）、磷酸鈣（50～60%）、碳酸鈣和氮化物等成分。具有補血、益精的功效。適用於腰膝無力、陽痿、滑精、虛寒崩漏等症。

鹿鞭

鹿鞭為梅花鹿的雄性外生殖器。性味甘、鹹，溫。具有補腎壯陽、益精的功效。適用於腎陽虛所致的陽痿、腰膝酸痛、耳鳴、婦女子宮寒冷不孕等症。

蛤蚧

蛤蚧為守宮科動物蛤蚧除去內臟的乾燥體。性味鹹，平。含有蛋白質、脂肪等成分。具有補肺益腎、益精助陽、止咳的功效。適用於喘促氣短、咯血、陽痿等症。

九香蟲

九香蟲為蝽科昆蟲九香蟲的乾燥全蟲。性味鹹，溫。含有脂肪、蛋白質、

甲殼質等成分。具有溫中壯陽、理氣止痛的功效。適用於胸膈氣滯、脘痛痞悶、脾腎虧損、腰膝酸楚、陽痿等症。

巴戟天

巴戟天為茜草藤本植物巴戟天的根。性味辛、甘，微溫。含有維他命 C、糖類、樹脂等成分。具有補腎陽、強筋骨的功效。適用於腰膝無力、關節酸痛、陽痿、少腹冷痛、遺精等症。

淫羊藿

淫羊藿為小蘗科草本植物淫羊藿或箭葉淫羊藿、心葉淫羊藿的全草。性味辛，溫。含有淫羊藿苷、植物固醇、揮發油、丹寧、油脂、維他命 E 等成分。具有補腎壯陽、強筋健骨、祛風除溼、止咳平喘的功效。適用於陽痿、腰膝酸弱、四肢麻痺、神疲健忘、更年期高血壓等症。

仙茅

仙茅為石蒜科草本植物仙茅的根莖。性味辛，熱。含有樹脂、丹寧、脂肪油、澱粉等成分。具有補腎陽、溫脾陽、強筋骨、祛寒溼的功效。適用於陽痿、四肢麻痺、腰膝冷痛等症。

補骨脂

補骨脂為豆科草本植物補骨脂的種子。性味甘、苦，大溫。含有揮發油、樹脂、香豆精衍生物（主要為補骨脂內酯）、黃酮類化合物（補骨脂甲素、補骨脂 L 素）等。具有補腎助陽、溫脾止瀉的功效。適用於腰膝冷痛、尿頻、遺

尿、泄瀉；外治白癜風、雞眼等症。

沙苑子

沙苑子為豆科草本植物扁莖黃耆的成熟種子。性味甘，溫。含有脂肪油、丹寧、維他命 A 類物質等成分。具有補腎固精、養肝明目的功效。適用於遺精、早洩、白帶、目昏、頭暈、腰膝酸軟、尿頻餘瀝等症。

鎖陽

鎖陽為鎖陽科肉質寄生植物鎖陽的肉質莖。性味甘，溫。含有花色苷、三萜皂苷、丹寧等成分。具有補腎壯陽、潤腸通便的功效。適用於腰膝酸軟、陽痿、滑精、腸燥便祕等症。

杜仲

杜仲為杜仲科喬木植物杜仲的樹皮。性味甘，溫。含有樹脂、糖苷、有機酸等成分。具有補肝腎、強筋骨、安胎的功效。適用於腎虛腰痛、腰膝無力、先兆流產、胎動不安、高血壓等症。

續斷

續斷為續斷科草本植物續斷或川續斷的根。性味苦，微溫。含有續斷鹼、揮發油、維他命 E、有色物質等成分。具有補肝腎、強筋骨、通血脈、止血、安胎的功效。適用於腰膝酸軟、關節酸痛、崩漏、先兆流產、跌打損傷等症。

狗脊

　　狗脊為蚌殼蕨科草本植物金毛狗脊的根狀莖。性味苦、甘，溫。含有丹寧、澱粉等成分。具有補肝腎、強筋骨、祛風溼的功效。適用於腰膝酸痛、足膝無力等症。

骨碎補

　　骨碎補為水龍骨科草本植物斛蕨的根狀莖。性味苦，溫。含有葡萄糖、澱粉、柏皮苷等成分。具有補腎、接骨、活血、生髮的功效。適用於跌打損傷、牙齒鬆動、耳鳴、斑禿等症。

海馬

　　海馬為海龍科動物克氏海馬或刺海馬、大海馬、三班海馬、日本海馬等除去內臟的乾燥體。性味甘，溫。含有雄性激素。具有溫腎壯陽、調氣活血的功效。適用於陽痿、腹部腫塊、淋巴結核、跌打損傷、癰腫疔瘡等症。

山茱萸

　　山茱萸為山茱萸科小喬木植物山茱萸去果核的成熟果肉。性味甘、酸，微溫。含有維他命A、山茱萸苷、皂苷、丹寧、熊果酸、沒食子酸、蘋果酸、酒石酸等成分。具有補益肝腎、收斂固澀的功效。適用於耳鳴眩暈、自汗盜汗、小便頻數、遺精、月經過多、腰膝酸軟等症。

雪蓮花

　　雪蓮花為菊科草本植物多種雪蓮花的帶花全草。性味甘、苦，溫。成分不

詳。具有益氣養血、補腎壯陽、安精調經的功效。適用於陽痿、風溼疼痛、因氣血不足之不孕、崩漏、月經不調等症。

藿香

藿香為唇形科草本植物廣藿香和藿香的莖葉。性味辛，微溫。含有揮發油等成分。具有化溼和中、解表袪暑的功效。適用於暑熱感冒、胸悶食少、噁心嘔吐、腹脹腹瀉等症。

佩蘭

佩蘭為菊科草本植物蘭草的莖葉。性味甘，辛。含有揮發油等。具有化溼和中、解表袪暑的功效。適用於傷暑頭重、胸脘脹悶、食慾不振、口中甜膩、口臭等症。

砂仁

砂仁為薑科草本植物陽春砂和縮砂的成熟種仁。性味辛，溫。含有揮發油，油中主要為龍腦、乙酸、龍腦酯、右旋樟腦、芳樟醇、橙花三烯等成分。具有消食開胃、行氣化溼、溫脾止瀉、溫胃止嘔、安胎的功效。適用於脘腹脹痛、食慾不振、噁心嘔吐、胎動不安等症。

白豆蔻

白豆蔻為姜科草本植物白豆蔻的成熟果實。性味辛，溫。含有揮發油等成分。具有化溼行氣、溫中止嘔的功效。適用於脘腹脹痛、噁心嘔吐、食慾不振等症。

草豆蔻

草豆蔻為薑科草本植物草豆蔻的成熟種子。性味辛，溫。含有揮發油等成分。具有燥溼健脾、溫胃止嘔的功效。適用於脘腹脹滿、冷痛、噯氣、呃逆、寒溼吐瀉等症。

草果

草果為薑科草本植物草果的成熟種子。性味辛，溫。含有揮發油等成分。具有溫中燥溼、除痰截瘧、開鬱消食的功效。適用於脘腹脹滿、冷痛、反胃、嘔吐、食積、痰飲、瘧疾等症、還可增香調味。

建曲

建曲為多種藥物與麥麩、麵粉的發酵製品。性味辛、甘，溫。含有維他命B、酶類、麥角、醇、蛋白質、脂肪等成分。具有消食健胃的功效。適用於飲食積滯、消化不良等症。

山楂

山楂為薔薇科小喬木或灌木植物山楂或野山楂的成熟果實。性味酸、甘，微溫。含有黃酮類、苷類、有機酸、內酯、糖類、蛋白質、維他命C、脂肪等成分。具有消食化積散瘀、化痰行氣的功效。適用於食積不化、瘀阻癥瘕、胸脅疼痛、痰飲、痢疾等症。

木香

木香為菊科草本植物雲木香和川木香的根。性味辛、苦，溫。含有揮發

油、生物鹼、菊糖等成分。具有行氣止痛的功效。適用於胸脅脹痛、嘔吐、腹瀉、痢疾、裡急後重等症。

陳皮

陳皮為芸香科亞喬木植物橘柑的成熟果皮。性味苦、辛，溫。含有揮發油、橙皮苷、維他命（C、B）等成分。具有行氣健脾、燥溼化痰、降逆止嘔的功效。適用於脘腹脹滿、噯氣、嘔吐、咳嗽、多痰等症。

丹參

丹參為唇形科草本植物丹參的根。性味苦，微寒。含有丹參酮、丹參醇、維他命E等成分。具有活血祛瘀、涼血消痛、養血安神的功效。適用於月經不調、經閉、宮外孕、肝脾腫大、心絞痛、心煩不眠、瘡瘍腫毒等症。

川芎

川芎為傘形科草本植物川芎的根莖。性味辛，溫。含有揮發油、生物鹼、阿魏酸、酚性物質等成分。具有活血行氣、祛風止痛的功效。適用於頭痛、胸脅痛、經閉、腹痛、風溼痛、跌打損傷等症。

黃連

黃連為毛茛科草本植物黃連和三角葉黃連的根莖。性味苦，寒。含有小檗鹼、黃連鹼、甲基黃連鹼、棕櫚鹼等多種生物鹼。具有清熱燥溼、瀉火解毒的功效。適用於熱盛心煩、痞滿嘔逆、肺結核、吐血衄血、嘔惡、痢疾、腸炎、目赤腫痛、口舌生瘡、中耳炎、癰癤瘡瘍、黃水瘡等症。

金銀花

　　金銀花為忍冬科纏繞藤本植物金銀花的花蕾。性味甘，寒。含有綠原酸、黃酮類（本犀草素等）、肌醇、皂苷、丹寧、揮發油等成分。具有清熱解毒的功效。適用於溫病發熱、風熱感冒、咽喉腫痛、肺炎、痢疾、癰腫、瘡瘍、丹毒等症。

銀柴胡

　　銀柴胡為石竹科草本植物銀柴胡的根。性味甘，微寒。含有皂草苷類物質等成分。具有退虛熱、清疳熱的功效。適用於陰虛發熱、疳積發熱等症。

側柏葉

　　側柏葉為柏科喬木植物側柏的嫩枝和葉。性味苦、澀，微寒。含有揮發油（內含側柏酮、側柏烯等）、黃酮類、樹脂、丹寧、維他命 C 等成分。具有清熱涼血、止咳、生髮的功效。適用於咳嗽痰中帶血、支氣管炎、衄血、吐血、便血、崩漏、關節炎等症。

艾葉

　　艾葉為菊科草本植物艾的葉。性味苦、辛，溫。含有揮發油、丹寧、氯化鉀、微量維他命（B、C）等成分。具有溫經止血、散寒止痛的功效。適用於痛經、崩漏、胎動不安、關節酸痛、腹中冷痛、皮膚瘙癢等症。

紫蘇

　　紫蘇為唇形科植物皺紫蘇、尖紫蘇等的葉。性味辛，溫。含有揮發油、

精胺酸、葡萄糖苷、紫蘇醛、萜紫蘇醇、丁香油酚等成分。具有發表、散寒、理氣、和營的功效。適用於風寒感冒、惡寒發熱、咳嗽、氣喘、胸腹脹滿、胎動不安等症，並能解魚、蟹毒。

菊花

菊花為菊科植物菊的頭狀花序。性味甘、苦，涼。含有揮發油、膽鹼、腺嘌呤、菊苷、胺基酸、黃酮類、微量維他命 B 等成分。具有疏風、清熱、明目、解毒的功效。適用於頭痛、眩暈、目赤、心胸煩熱、疔瘡腫毒等症。

白礬

白礬為明礬礦石經加工提煉而成的塊狀結晶體。性味酸、澀，寒。含有硫酸鋁鉀等成分。具有祛痰、燥澀、止瀉、止血、解毒、殺蟲的功效。適用於癲癇、喉痛、痰壅、肝炎、黃疸、胃及十二指腸潰瘍、子宮下垂、白帶、下痢、痔瘡、衄血、疥癬等症。

人參

人參為五加科植物人參的乾燥根。性味甘、微苦，平。含有人參皂苷、葡萄糖、鼠李糖、阿拉伯糖、揮發油、人參醇、人參酸、植物固醇、膽鹼、胺基酸、肽類、果糖、麥芽糖、蔗糖、人參三糖、果膠、維他命（B_1、B_2）菸鹼酸、泛酸等。白參類具有大補元氣、固脫生津、安神之功效。適用於治勞傷虛損、食少、倦怠、反胃吐食、虛咳喘促、陰虛盜汗、驚悸健忘、眩暈頭痛、婦女崩漏、產後暴脫等症、久虛不復。紅參類具有大補元氣、補陽固脫、安神之功效。適用於脾腎虛寒、真陽衰弱、中氣不足、四肢欠溫、自汗暴脫、脾虛泄瀉、陽痿遺精、尿頻遺尿、消渴等症。

山藥

　　山藥為薯蕷科植物薯蕷的幹根莖。性味甘，平。含有皂苷、黏液質、膽鹼、澱粉、糖蛋白和胺基酸、多酚氧化酶、維他命C、植物酸等成分。具有健脾、補肺、固腎、益精之功效。適用於脾虛泄瀉、久痢、虛勞咳嗽、消渴、遺精、帶下、小便頻數等症。

三七

　　三七為五加科植物三七的根。性味甘、微苦，溫。含有皂苷、五加皂苷等成分。具有止血、散瘀、消腫、定痛的功效。適用於吐血、咳血、衄血、便血、血痢、崩漏、產後血暈、惡露不下、跌撲瘀血、外傷出血、癰腫疼痛等症。

甘草

　　甘草為豆科植物甘草的根和根莖。性味甘，平。含有三萜皂苷、甘草酸、還原糖、澱粉、膠質等成分。具有和中緩急、潤肺、解毒、調和諸藥的功效。炙用，適用於脾胃虛弱、食少、腹痛便溏、勞倦發熱、肺痿咳嗽、心悸、驚癇等症；生用，治咽喉腫痛、消化性潰瘍、癰疽瘡瘍、解藥毒、食物中毒等症。

烏梅

　　烏梅為薔薇科植物梅的未成熟的果實。性味酸，溫。含有檸檬酸、蘋果酸、琥珀酸、糖類、谷固醇、蠟樣物質、齊墩果酸樣物質等成分。具有收斂生津、安蛔驅蟲的功效。適用於久咳、虛熱煩渴、久瘧、久瀉、痢疾、便血、尿血、血崩、蛔厥腹痛、嘔吐、鉤蟲病、牛皮癬等症。

何首烏

　　何首烏為蓼科植物何首烏的塊根。性味苦、甘、澀、微溫。含有蒽醌類、大黃素甲醚、大黃酚蒽酮、澱粉、粗脂肪、卵磷脂等成分。具有補肝、益腎、益血、祛風的功效，適用於肝腎陰虧、鬚髮早白、血虛頭暈、腰膝軟弱、筋骨酸痛、遺精、崩漏、久瘧、久痢、慢性肝炎、癰腫、瘰癧、腸風、痔疾等症。

黃耆

　　黃耆為豆科植物黃耆和內蒙黃耆的根。性味苦，微溫。含有多種胺基酸、苦味素、膽鹼、甜菜鹼、葉酸、蔗糖、葡萄糖醛酸、黏液質等成分。生用，具有益衛固表、利水消腫、托毒、生肌的功效，適用於自汗、盜汗、血痹、浮腫、癰疽不潰或潰久不斂等症。炙用，具有補中益氣的功效，適用於內傷勞倦、脾虛泄瀉、脫肛、氣虛、血脫、崩漏、氣衰血虛等症。

白果

　　白果為銀杏科植物銀杏的成熟種子。性味甘、苦、澀，平。含有少量氰苷、赤黴素，內胚乳中還分離出兩種核糖核酸酶，種皮含有毒成分、白果酸、氫化白果酸、氫化白果亞酸等成分。具有斂肺氣、定喘嗽、止帶濁、縮小便的功效。適用於哮喘、痰嗽、白帶、白濁、遺精、淋病、小便頻數等症。

當歸

　　當歸為傘形科植物當歸的根。性味甘、辛，溫。皂化部分中含棕櫚酸、硬脂酸、肉豆蔻酸、不飽和油酸、亞油酸；不皂化部分中含 β- 谷固醇等成分。具

有補血和血、調經止痛、潤燥滑腸的功效。適用於月經不調、經閉腹痛、癥瘕結聚、崩漏、血虛頭痛、眩暈、痿痺；腸燥便祕、赤痢後重、癰疽瘡瘍、跌打損傷等症。

肉蓯蓉

肉蓯蓉為列當科植物肉蓯蓉、迷肉蓯蓉等帶鱗葉的肉質莖。性味甘、酸、鹹，溫。含有微量生物鹼等成分。具有補腎、潤燥、滑腸的功效。適應於男子陽痿、女子不孕、帶下、血崩、腰膝冷痛、血枯便祕等症。

赤小豆

赤小豆為豆科植物赤小豆或赤豆的種子。性味甘、酸，平。含有蛋白質、脂肪、糖類、粗纖維、鈣、磷、鐵、硫胺素、核黃素、尼克酸等成分。具有利水、除溼、和血排膿、消腫解毒的功效。適用於水腫、腳氣、黃疸、瀉痢、便血、癰腫等症。

枸杞子

枸杞子為茄科植物枸杞和寧夏枸杞的成熟果實。性味甘，平。含有胡蘿蔔素、硫胺素、核黃素、菸鹼酸、抗壞血酸、β-谷固醇、亞油酸等成分。具有滋腎、潤肺、補肝、明目的功效。適用於肝腎陰虧、腰膝酸軟、頭暈、目眩、目昏多淚、虛勞咳痰、消渴、遺精等症。

蓽茇

蓽茇為胡椒科植物蓽茇的未成熟果穗。性味辛，熱。含有胡椒鹼、棕櫚

酸、四氫胡椒酸、芝麻素等成分。具有溫中、散寒、下氣、止痛的功效。適用於腹冷痛、嘔吐吞酸、腸鳴泄瀉、冷痢、陰疝、頭痛、鼻淵、牙痛等症。

菟絲子

菟絲子為旋花科植物菟絲子和大菟絲子的種子。性味辛、甘，平。含有樹脂、苷、糖類等成分。具有補肝腎、益精髓、明目的功效。適用於腰膝酸痛、遺精、消渴、稍有餘瀝、目暗等症。

檳榔

檳榔為棕櫚科植物檳榔的種子。性味苦、辛，溫。含有生物鹼、縮合丹寧、脂肪、檳榔紅色素等成分。具有殺蟲、破積、下氣、行水的功效。適用於蟲積、食滯、脘腹脹痛、瀉痢後重、瘧疾、水腫、腳氣、痰癖等症。

薏仁

薏仁為禾本科植物薏苡的種仁。性味甘、淡，涼。含有蛋白質、脂肪、糖類、少量維他命 B_1、胺基酸、薏苡素、三萜化合物等成分。具有健脾補肺、清熱、利溼的功效。適用於泄瀉、溼痹、筋脈拘攣、屈伸不利、水腫、腳氣、肺痿、肺癰、腸癰、淋濁、白帶等症。

天麻

天麻為蘭科多年寄生草本植物天麻的塊莖。性味甘，平。含有香英蘭醇、香英蘭醛、維他命 A 類物質、苷、結晶性中性物質及微量生物鹼、黏液質等成分。具有息風、定驚的功效。適用於頭風頭痛、肢體麻木、半身不遂、小兒驚癇動風等症。

白芍

　　白芍為毛茛科多年生草本植物芍藥的根。性味苦，平、微寒。含有芍藥苷、苯甲酸、揮發油、脂肪油、樹脂、丹寧、糖、澱粉、黏液質、蛋白質、β-谷固醇和三萜類等成分。四川產者含酸性物質，對金色葡萄球菌有抑制作用。具有養血柔肝、緩中止痛、斂陰收汗的功效。適用於胸脅疼痛、瀉痢腹痛、自汗盜汗、陰虛發熱、月經不調、崩漏帶下等症。

牡丹皮

　　牡丹皮為毛茛科草本植物牡丹的根皮。性味苦、辛，微溫。含有牡丹酚原苷（易被酶解為牡丹酚和牡丹酚苷）、揮發油（芍藥油）、植物固醇、苯甲酸、生物鹼等成分。適用於熱入血分、發斑、驚癇、嘔吐、便血、骨蒸勞熱、經閉、癰瘍、撲損等症。

膨大海

　　膨大海為梧桐科植物膨大海的種子。性味甘、淡，涼。種子的外層含西黃耆膠黏素，果皮含半乳糖等成分。具有清熱、潤肺、利咽、解毒的功效。適用於乾咳無痰、喉痛音啞、骨蒸內熱、吐衄下血、目炎、痔瘡瘺管等症。

荷葉

　　荷葉為睡蓮科植物的葉。性味苦、澀，平。含有蓮鹼、荷葉鹼，原荷葉鹼、亞美罌粟鹼等多種生物鹼。具有清暑利溼、升發清陽、止血的功效。適用於暑溼泄瀉、眩暈、水氣浮腫、吐血、衄血、崩漏、便血、產後血暈等症。

鬱金

鬱金為薑科植物薑黃、莪朮的塊根。性味辛、苦，平。含有揮發油、薑黃素、脫甲氧基薑黃素、雙脫甲氧基薑黃素、薑黃酮、芳基薑黃酮、對 - 甲苯基 - 甲基羥甲基薑黃素等成分。具有行氣解鬱、涼血破瘀的功效。適用於胸腹脅肋諸痛、失心癲狂、熱病神昏、吐血、衄血、尿血、血淋、婦女倒經、黃疸等症。

黨參

黨參為桔梗科植物黨參的根。性味甘，平。含有皂苷、微量生物鹼、蔗糖、葡萄糖、菊糖、澱粉、黏液質、樹脂等成分。具有補中、益氣、生津的功效。適用於脾胃虛弱、氣血兩虧、體倦無力、食少、口渴、久瀉、脫肛等症。

明黨參

明黨參為傘形科植物明黨參的根。性味甘、微苦，涼。含有少量揮發油、多量澱粉等成分。具有清肺、化痰、平肝、和胃、解毒的功效。適用於痰火咳嗽、喘逆、頭暈、嘔吐、目赤、白帶、疔毒瘡瘍等症。

銀耳

銀耳為銀耳科植物銀耳的子實體。性味甘、淡，平。含有蛋白質、糖類、無機鹽、維他命 B、脂肪、粗纖維等成分。具有清肺熱、益脾胃、滋陰、生津、益氣活血、潤腸的功效。適用於肺熱咳嗽、肺燥乾咳、胃腸燥熱、血管硬化、高血壓等症。

冬蟲夏草

　　冬蟲夏草為麥角菌科植物冬蟲夏草菌的子座，及其寄生主蝙蝠蛾科昆蟲蝙蝠蛾等的幼蟲屍體的複合體。性味甘，溫。含有脂肪、粗蛋白、粗纖維、糖類、蟲草酸、冬蟲夏草素、維他命 B_{12} 等成分。具有補虛損、益精氣、止咳化痰的功效。適用於痰飲咳嗽、虛喘、癆嗽、咯血、自汗、盜汗、陽痿、遺精、腰膝酸痛、病後久虛不復等症。

茯苓

　　茯苓為多孔菌科植物茯苓的菌核。性味甘、淡，平。含有 β- 茯苓酸、β- 羥基羊毛甾三烯酸、樹脂、甲殼質、蛋白質、脂肪、固醇、卵磷脂、葡萄糖、膽鹼、β- 茯苓聚糖分解酶、脂肪酶、蛋白酶等成分。具有滲溼利水、益脾和胃、寧心安神的功效。適用於小便不利、水腫脹滿、痰飲咳逆、嘔吐、泄瀉、遺精、淋濁、驚悸、健忘等症。

香附子

　　香附子為莎草科草本植物莎草的根莖。性味辛、微苦，平。含有揮發油、脂肪酸、酚性物質等成分。具有疏肝理氣、調經止痛、健脾消食的功效。適用於胸脅脘腹疼痛、痛經、月經不調、肝鬱積食等症。

川貝母

　　川貝母為百合科貝母屬多種草本植物的鱗莖。性味苦、甘，微寒。含有川貝母鹼等多種生物鹼。具有化痰止咳、清熱散結的功效。適用於陰虛燥咳、咯痰帶血等症。

半夏

半夏為天南星科植物半夏的塊莖。性味辛，溫，有小毒。含有揮發油、胺基酸、β-谷固醇、膽鹼、生物鹼、葡萄糖苷和醛類等成分。具有燥溼化痰、降逆止嘔、消痞散結的功效。適用於溼痰咳嗽、嘔吐、反胃、咳喘痰多、胸膈脹滿、痰厥頭痛、頭昏不眠等症。

肉桂

肉桂為樟科喬木植物肉桂的樹皮。性味辛、甘，大熱。含有揮發油、丹寧、樹脂等成分。具有溫中補陽、散寒止痛的功效。適用於肢冷脈微、腰膝冷痛、虛寒腹瀉、痛經、經閉、低血壓、寒性膿瘍等症。

桔梗

桔梗為桔梗科草本植物桔梗的根。性味苦、辛，平。含有桔梗皂苷、植物固醇、菊糖等成分。具有開肺宣氣、祛痰排膿的功效。適用於痰多咳嗽、咽喉腫痛、肺膿腫、咳吐膿血等症。

附子

附子為毛茛科草本植物烏頭塊根上所附生的塊狀子根。性味辛、甘，大熱，有毒。含有烏頭鹼、次烏頭鹼等多種生物鹼。具有回陽補火、溫腎助陽、祛寒止痛的功效。適用於亡陽虛脫、四肢厥冷、風寒溼痹、汗出脈微、虛寒泄瀉、脘腹冷痛、陽虛水腫、心力衰弱等症。

乾薑

乾薑為姜科草本植物薑的根莖。性味辛，熱。含有揮發油（如姜醇、姜烯、薑辣素、龍腦）、樹脂、澱粉等成分。具有回陽溫中、溫肺化痰的功效。適用於肢冷脈微、脘腹脹滿冷痛、噁心嘔吐、痰飲喘咳等症。

丁香

丁香為桃金娘科喬木植物丁香的花蕾。性味辛，溫。含有揮發油（丁香油）、丁香素、丹寧等成分。具有溫中止嘔、暖腎助陽的功效。適用於脾胃虛寒、嘔吐、腹瀉、冷痛、腎虛陽痿、遺精等症。

柏子仁

柏子仁為柏科喬木植物側柏的種仁。性味甘，平。含有大量脂肪油、少量揮發油、皂苷等成分。具有養心安神、潤腸通便的功效。適用於心悸心煩失眠、腸燥便祕等症。

酸棗仁

酸棗仁為鼠李科植物酸棗的種子。性味甘，平。含有多量脂肪油、蛋白質、固醇、三萜化合物、酸棗皂苷、維他命 C 等成分。具有養肝、寧心、安神、斂汗的功效。適用於虛煩不眠、驚悸怔忡、煩渴虛汗等症。

澤瀉

澤瀉為澤瀉科草本植物澤瀉的根。性味甘、淡，寒。含有揮發油（內含糠醛）、生物鹼、澤瀉醇、植物固醇、天門冬素、樹脂、蛋白質、有機酸澱粉等成分。具有利水滲溼瀉熱的功效。適用於小便不利、尿路感染、水腫痰

飲、眩暈等症。

芡實

　　芡實為睡蓮科水生草本植物芡實的成熟種仁。性味甘、澀，平。含有蛋白質、脂肪、糖類、鈣、磷、鐵、核黃素、維他命C等成分。具有補腎固精、健脾止瀉、祛溼止帶的功效。適用於遺精、白帶、遺尿、尿頻、泄瀉等症。

浮小麥

　　浮小麥為禾本科草本植物小麥未成熟的乾癟輕浮的種子。性味甘，涼。含有澱粉、維他命B等成分。具有收斂止汗的功效。適用於各種出汗症。

第八章　滋補強身類藥膳

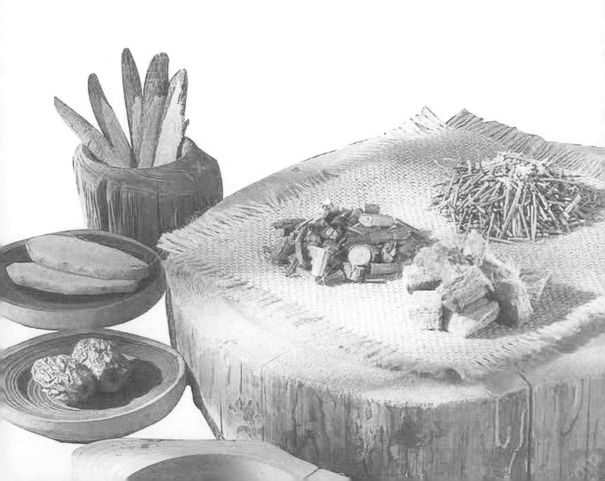

補血類藥膳方

血虛症主要表現全身虛弱，為血液虧虛，臟腑百脈失養所致。中醫認為肝藏血，脾統血，心主血。故血虛症與心、肝、脾三臟關係甚為密切。又因腎主骨藏精，精血可相互化生，因此血虛與腎也有一定關係。血虛症主要表現為面色萎黃、唇甲蒼白、頭暈目眩、心悸不眠，及婦女月經後期、量少色淡，甚至閉經等症。臨床上血虛患者常伴有氣虛症候，且「氣能生血」，故每於補血時常配補氣之藥食，使「氣旺則血生。血虛症常見於各種貧血、血液病、晚期癌症和各種慢性消耗性疾病。

具有補血作用的食物多能補血養肝，補心益脾，適用於心血虧虛及肝血不足、心脾兩虛等症。常用的補血食物有雞肉、豬血、羊肉、豬腎、豬蹄、豬肚、龍眼肉、桑椹子等，常與補血食物相配伍的中藥有當歸、阿膠、熟地、首烏、枸杞子等。常用的補血食療藥膳方有：常用治療疾病的藥膳，按其功效可分為：

■ 首烏雞

[食材]　制首烏 30 克，母雞 1 隻（約 1,500 克），生薑 15 克，花椒、蔥、胡椒粉、食鹽、大蒜、料酒、味精各適量。

[步驟]　將首烏研成細末備用。母雞宰殺後去毛及腸雜並洗淨，用布包首烏末，放入雞腹內，再放進砂鍋加清水適量，以小火煨至熟爛。取出首烏末，加入上述調料即可。

[用法]　食肉喝湯，每日 2 次。

[功效]　補益肝腎、養血填精。適用於肝血不足、腎精虧虛所致頭暈眼花、失眠多夢、腰酸腿軟等症。

■ 糯米阿膠粥

[食材] 阿膠 30 克,糯米 60 克。

[步驟] 先將糯米煮粥,臨熟時,將阿膠砸成碎末,放入粥內攪勻至煮熟即可。

[用法] 早晚食用。

[功效] 養血止血,滋陰潤燥,安胎。適用於陰血不足所引起的眩暈、心悸、失眠、月經不調及虛勞、尿血、便血、漏血或妊娠血虛所致的胎動不安等症。

■ 黑豆粥

[食材] 黑豆 50 克,紅棗 30 克,糯米 200 克,紅糖 50 克。

[步驟] 先將糯米、黑豆浸泡過夜洗淨,入開水鍋內,用小火熬煮10 分鐘,將紅棗洗淨,去核,加入粥中繼續熬煮,待米爛豆熟粥將稠時,加入紅糖稍煮片刻即可。

[用法] 早晚食用。

[功效] 補脾益腎、活血利水、祛風解毒。適用於脾虛血虧、腎虛消渴、腰痛浮腫、丹毒、風寒溼癬、頭目眩暈、自汗盜汗、諸藥中毒等症。

■ 烏賊骨燉豬皮

[食材] 烏賊骨 15 克,豬皮 60 克。

[步驟] 將烏賊骨、豬皮洗淨,豬皮切成小塊與烏賊骨同放碗內加水,隔水用文火燉至豬皮熟透即可。

[用法] 食豬皮,每日 2 次,一般服 3 ～ 5 次見效。

［功效］ 健脾，固澀，止血。適用於身體虛弱及血熱型崩漏。

■ 歸參山藥燉豬腎

［食材］ 當歸 10 克，黨參 10 克，山藥 12 克，豬腎 500 克，生薑 12 克，食鹽、大蒜、醬油、醋、味精各適量。

［步驟］ 將豬腎剖開洗淨，去筋膜腺腺，當歸、黨參裝入紗布袋中，紮緊口，一起放入鍋內，加入生薑、食鹽、清水及調味料等共同煨燉，至熟透後，調味即成。

［用法］ 食豬腎、喝湯。

［功效］ 養血益氣，補益肝腎。適用於血損腎虧所致心悸、氣短、失眠、多夢、自汗、腰酸、腿軟等症。

■ 圓肉補血酒

［食材］ 桂圓肉 250 克，制首烏 200 克，雞血藤 250 克，米酒 1,500 克。

［步驟］ 將制首烏、雞血藤切成片，桂圓肉去核洗淨搗碎，一併放入瓦壇中，加入米酒密封，置入陰涼處，每日搖晃 1 ～ 2 次，浸泡約 15 ～ 20 日後即可。

［用法］ 每日早晚各飲服 1 次，每次 15 ～ 20 毫升，連續飲服 15 日。

［功效］ 養血活血、滋陰補髓。適用於血虛氣弱所致面色蒼白、頭眩心悸、失眠多夢、四肢無力、鬚髮早白等症。

■ 牛肉膠凍

［食材］ 牛肉 1,000 克，黃酒 250 克。

［步驟］ 將牛肉洗淨切成小塊，放砂鍋內，加清水適量煎煮。每小時取肉汁 1 次，再加水煎煮，共取肉汁 4 次後合併於一起，以小火

繼續煎煮，至黏稠時加入黃酒，再煎煮至黏稠時為止。將黏稠液倒入盆內冷藏。

[用法] 取牛肉膠凍服食，任意食用。

[功效] 益氣補血，健脾和中。適用於氣血虛衰所致形體消瘦，消渴、精神倦怠等症。

■ 黨參紅棗茶

[食材] 黨參 25 克，大棗 10 枚，陳皮 5 克。

[步驟] 將上述三味藥放入砂鍋中，加清水煎煮，去渣取汁即成。

[用法] 以黨參紅棗汁代茶飲用，每日 1 劑。

[功效] 補中益氣，養血安神，燥溼化痰。適合於心血不足所致躁症患者飲用。

補氣類藥膳方

氣虛是指機體活動能力的衰減，常由久病體虛、勞累所致。食療藥膳即旨在增強機體的活動能力，尤其是肺脾二臟的功能。故最宜於肺氣虛和脾氣虛者。中醫理論認為：肺主一身之氣；脾為後天之本，氣血生化之源。肺氣虛則少氣懶言，動則氣喘，易出虛汗。脾氣虛則食慾不振，脘腹脹滿，大便溏泄，甚至浮腫、脫肛。肺脾氣虛均可表現為四肢無力，易於疲倦、舌質淡、苔白潤、脈緩弱無力等。氣虛症常見於慢性肝炎、慢性腸炎、慢性氣管炎合併肺氣腫、冠心病、慢性充血性心力衰竭、神經官能症、各種貧血、糖尿病、腫瘤等疾病。總之，不論何種疾病，凡中醫辨證屬氣虛者，均可選用補氣食療藥膳。

運用食療藥膳補肺氣，益肺氣，既可增強全身各器官的功能，提

高對疾病的免疫力和抵抗力，同時還能增強人體在不利環境中的生存能力及對有害因素的抵抗作用。常用的補氣食物有雞肉、蛋、鵪鶉肉、鴿肉、豬肉、豬肚、羊乳、牛奶、大棗、山藥等。常與食物配用的補氣中藥有人參、黨參、黃耆、白朮、茯苓、薏仁、蓮子、芡實等。常用作補氣食品中的調味品有蜂蜜、生薑、大蒜、蔥、辣椒、花椒、胡椒、豆粉、料酒等。常用的補氣藥膳有：

■ 參蓮湯

[食材] 人參10克，蓮子肉10克，冰糖50克。

[步驟] 將人參、蓮子（去心），放碗內，加清水適量浸軟，再放入冰糖，將碗放入鍋內，隔水蒸燉至熟即可。

[用法] 趁熱食蓮肉、飲湯。人參可連續使用3次。次日再加蓮子肉、冰糖和清水適量，如上法煎燉。第3次燉後可連同人參一同吃下。

[功效] 益氣健脾，養心安神。適用於病後體虛、氣弱、食少、疲倦、自汗、泄瀉等症。

■ 參黃粥

[食材] 黃耆30克，人參10克，粳米90克，白糖適量。

[步驟] 將黃耆、人參切片，用冷水浸泡半小時，入砂鍋煎沸，煎出濃汁後將汁取出；加入冷水如上法再煎，並取汁。將2次煎藥汁分成兩份，早晚各用一份，同粳米加水煮粥，粥成後入白糖。

[用法] 每日早晚空腹食用。5天為一療程。

[功效] 大補元氣，健脾胃。適用於勞倦內傷、五臟虛衰、年老體弱、久病羸瘦、心慌氣短、體虛自汗、慢性泄瀉、脾虛久痢、食慾不振、氣虛浮腫等一切氣衰血虛之症。

■ 豬肚朮檳粥

[食材] 豬肚 500 克，白朮 30 克，檳榔 10 克，生薑 6 克，粳米 150 克。

[步驟] 將豬肚翻洗乾淨，切成小塊，白朮、檳榔用紗布袋包好，紮口，一併放入鍋中，加清水適量，用武火燒沸後，再改用文火煎煮，約煮 1 小時後，去藥包，加入洗淨粳米煮粥，至粥熟後加調味即可服食。

[用法] 每日早、晚服食，連續 10 ～ 15 日。

[功效] 補中益氣，健脾養胃。

■ 人參酒

[食材] 白人參 30 克，高粱酒 500 克。

[步驟] 將人參切成片，浸泡於高粱酒中，加蓋密封，置放於陰涼處，每日搖晃 1 次，浸泡 15 ～ 20 日後，即可開封食用。

[用法] 每日早、晚各飲 1 次，每次服 15 ～ 20 毫升，連續食用 10 ～ 15 日。酒將盡時，再加酒如上法浸泡，直至參味淡薄，取參食之。但需注意，在服食人參酒期間，不宜喝茶，忌食蘿蔔。

[功效] 大補元氣，補脾益肺，生津固脫，安神益智。

■ 氣血雙補湯

[食材] 黨參 10 克，炙黃花 10 克，白芍 10 克，茯苓 12 克，肉桂 3 克，熟地 10 克，當歸 12 克，川芎 5 克，炙甘草 6 克，墨魚 50 克，豬肚 60 克，豬肉 500 克，生薑 30 克，豬雜骨 150 克，蔥段、料酒、花椒、食鹽、味精各適量。

[步驟] 將上述中藥裝入紗布袋，紮緊口；豬肉、墨魚、豬肚洗淨

切片；豬雜骨洗淨，捶破；生薑切碎，一併放入砂鍋中，加清水適量，調入蔥段、花椒、料酒、食鹽，置大火上燒沸，再改文火煨燉，待豬肉、豬肚熟爛時，撈起切成條，再放入湯中，取出藥袋，食肉飲湯。

[用法]　食肉飲湯，可佐餐服食。

[功效]　本方有氣血雙補之功。適用於氣血俱虛或久病體虛所致之面色萎黃、精神倦怠、腰膝酸軟、四肢乏力等症。

■ 歸參燉豬心

[食材]　黨參 50 克，當歸 12 克，豬心一個，生薑 12 克，食鹽、蔥段、醬油、味精各適量。

[步驟]　將豬心剖開洗淨，生薑切片。把豬心、薑片與黨參、當歸同入砂鍋中，加清水適量，用小火煨燉至熟爛，放入調味料，和勻即可。

[用法]　食豬心、飲湯，可佐餐食用。

[功效]　補心血，益心氣。適用於心血虧虛、心氣不足所致的心悸、怔忡、失眠、多夢等症。

■ 歸參鱔魚湯

[食材]　全當歸 15 克，黨參 12 克，鱔魚 500 克，生薑 15 克，大蒜、蔥段、料酒、食鹽、醬油各適量。

[步驟]　將鱔魚剖脊背後，去骨和內臟、頭、尾，切絲備用。當歸、黨參裝入紗布袋中，紮緊口，與鱔魚絲一併放入砂鍋，加清水適量和料酒、醬油、薑片、食鹽等，先用武火燒沸，再改文火煨燉 1 小時，取出藥袋，加入味精等調味料即成。

[用法] 食鱔魚、飲湯，每日1劑，分2次服食，連續食用5～7劑。

[功效] 補益氣血，健脾益胃。適用於氣血不足，久病體弱、疲倦乏力、面黃肌瘦等症。

■ 南瓜粥

[食材] 南瓜200克，秈米100克。

[步驟] 把南瓜洗淨（老南瓜可去皮），去籽，切成小塊，再將秈米洗淨，一同放入適量的開水鍋內小火熬煮，待米爛熟成粥時即可。

[用法] 可隨意食用，尤其是糖尿病患者更為適宜。

[功效] 補中益氣，適用於中氣不足、消渴、小便不利、手足浮腫等症。

氣血雙補類藥膳方

中醫認為：「氣為血之帥，血為氣之母」，氣虛可進一步導致血虛、血虛無以載氣，氣則無所歸，故臨床常見氣血兩虛的病症，既有氣虛所致的食慾不振、少氣懶言等症，又有血虛所致的面色萎黃、唇甲蒼白、心悸失眠等症。氣血兩虛可見於多種疾病。如慢性胃炎，各種貧血，癌症等。

氣血雙補的食物既可補氣，又能補血。常用的食物有豬肉、豬肚、牛肉、雞肉等。常與之相配伍的中藥有黨參、黃耆、當歸、熟地等，常用的氣血雙補食療藥膳有：

■ 牛肉歸耆湯

[食材] 牛肉500克，全當歸25克，黨參20克，黃耆20克，生薑15克，料酒、蔥段、食鹽、味精各適量。

[步驟] 將當歸、黃耆、黨參裝入紗布袋，紮緊口；牛肉去筋膜，

洗淨切成塊；生薑切片，與料酒、蔥段、食鹽等調味料一起放入砂鍋，加清水適量。先用武火燒沸，後用文火煨燉，至牛肉熟爛後去藥袋，調味即可。

[用法] 食肉飲湯，每日 2 次，隨量服食。

[功效] 補益氣血，調理脾胃。適用於氣血虧虛之肢冷、低熱、食慾不振等症。

■ 參歸補虛酒

[食材] 黨參 30 克，全當歸 30 克、焦白朮 25 克，川芎 10 克，炒白芍 18 克，生地黃 20 克，茯苓 18 克，五加皮 20 克，大棗 20 枚，胡桃肉 35 克，白酒 1,500 克。

[步驟] 將全當歸、生地黃用酒洗，紅棗去核，其餘的藥研成細末，一起裝入紗布袋，將袋口紮緊，放入乾淨的壇內，再倒入白酒，加蓋密封，浸泡 15 ～ 20 日後即可。

[用法] 每日飲 3 次，每次 15 ～ 20 毫升，飯前飲服，連續 15 ～ 20 天。

[功效] 補氣健體，養血活血，益脾養胃，補腎填精。適用於氣血兩虛所致面黃肌瘦、勞累倦怠、精神萎靡、食慾不振等症。

■ 歸膠雞

[食材] 鹿角膠 6 克，母童子雞 1 隻（1,000 克），泡發冬菇 200 克，油菜梗 150 克，蔥段 10 克，薑片 10 克，蜂蜜 15 克，味精 2 克，精鹽 5 克，醬油 25 克，花椒 1 克，雞湯 500 克，大豆油 50 克。

[步驟] 1. 將處理乾淨的雞從脊上破開，拍斷大骨，用開水燙 5 分鐘，撈出用潔布擦乾淨水分，雞皮上抹上蜂蜜。冬菇用水洗淨。油菜切成柳葉片，用開水燙一下，撈出晾涼。

2. 勺內放入豬油，七成熱時，將雞下入勺內，炸至金黃色時撈出，胸脯朝下，放入碗內，加入雞湯、鹿角膠、蔥、薑、味精、精鹽、醬油、花椒、冬菇，蒸 3 小時取出，除去蔥、薑、花椒。選出 10 個整齊的冬菇備用。

3. 把雞取出，除去雞骨，切成長二寸、寬五分的條，雞皮向下，放在扣碗內，剩餘的冬菇放在上面，加上原湯，蒸 15 分鐘取出，把湯潷入勺內，把雞扣在盤中。勺中湯燒開後，勾澱粉芡，淋點明油，澆在雞條上。

4. 將勺內加入雞肉，把油菜和 10 個冬菇下入勺內，放精鹽、味精。燒開勾澱粉芡，淋上明油，用筷子把油菜擺在盤內雞肉周圍，每塊油菜根部壓上一個冬菇即可。

[用法] 食雞肉喝湯，可佐餐食用。

[功效] 補血、益精。適用於因血虛所致腰膝無力、陽痿遺精、虛寒崩漏等症。

■ 三七蒸雞

[食材] 三七 9 克，童子雞 1 隻（750 克），油菜葉 25 克，蔥段 20 克，薑塊 10 克，精鹽 5 克，紹酒 15 克，味精 2 克，雞清湯 100 克。

[步驟] 1. 把雞剁去爪，用水洗淨，放入湯鍋中煮至半熟撈出。

2. 從雞脊背劈開，掰離胸骨，雞胸朝下，放入大碗內，加入三七，添上雞湯，加精鹽、紹酒、蔥段、薑塊，蒸至熟透取出。

3. 將碗內的雞湯潷在勺內，除去蔥段、薑塊。把雞扣在湯盤中，把勺內湯燒開，加味精，精鹽調好味，放入油菜葉，澆在雞身上即成。

[用法] 食雞肉喝湯，可佐餐食用。

[功效] 補血和血。適用於失血、貧血、氣血不足等症。

■ 歸耆燒魚翅

[食材] 黃耆20克，當歸6克，魚翅700克，香菜1.5克，紹酒2克，蔥50克，薑塊50克，花椒水2克，白糖2.5克，醬油25克，味精1.5克，豬油100克，溼澱粉100克，雞湯100克。

[步驟] 1.挑選整齊的魚翅，擺為一盤，剩下的碎翅放在另一個盤內。

2.勺內放入豬油，燒熱時，用蔥、薑塊、醬油爆香，添入湯，放入紹酒、味精、花椒水、白糖。開鍋後，把湯一半盛在另一勺內。去掉蔥、薑塊，把魚翅、當歸片、黃耆片分別下勺，蓋上勺蓋，用文火煨10分鐘左右。

3.將另一盤的魚翅用溼澱粉勾芡，先翻勺倒入盤中，再把好的魚翅勾澱粉芡，淋上明油，大翻勺倒在先出勺的魚翅上面，把香菜段擺在魚翅邊即成。

[用法] 可佐餐食用。

[功效] 補益氣血，益衛固表。適用於自汗、盜汗、血痹、浮腫；癰疽不潰、內傷勞倦、脾虛瀉泄、脫肛及一切氣衰血虛等症。

■ 肉蓯蓉燉蠔肉

[食材] 肉蓯蓉6克，蠔肉100克，雞肉50克，紅蘿蔔100克，紹酒10克，薑10克，蔥10克，鹽適量。

[步驟] 1.將肉蓯蓉洗淨，切片。蠔肉洗淨，切片。雞肉洗淨，切4公分見方的塊。紅蘿蔔切5公分見方的塊。薑拍破，蔥切段。

2.將肉蓯蓉、蠔肉、雞肉、紅蘿蔔、紹酒、薑、蔥、鹽同放燉鍋

內，加水適量。

3. 將燉鍋置武火上燒沸，再用文火燉煮 50 分鐘即成。

[用法] 佐餐食用。

[功效] 滋補氣血，強身健體。適用於腎虛、腰痛乏力等症。

■ 龍眼里肌

[食材] 荔枝 20 克，龍眼肉 15 克，豬里肌肉 200 克，豌豆 10 克，熟紅蘿蔔丁 10 克，洋蔥 10 克，蛋 1 顆，麵粉 25 克，澱粉 10 克，泡發蝦米 10 克，蔥 5 克，薑末 5 克，味精 1 克，精鹽 1 克，雞湯 100 克，紹酒 10 克，芝麻油 10 克，白糖 2.5 克，醋 2.5 克，大豆油 75 克。

[步驟] 1. 把豬里肌肉片成二分厚的片，剞成交花刀，切成 14 個方塊，剩下的里肌肉剁成泥。把蝦米切成末和精鹽、味精、紹酒、蔥薑末、芝麻油放入餡內調勻。把蛋加澱粉，攪成泡糊。

2. 把蛋糊抹在里肌肉片表面上，放上餡，包成圓形包。

3. 勺內放入油，油五成熱時，把主料蘸麵粉逐個下勺，炸成淺紅色時，撈出放在盤裡。

4. 勺內放入菜籽油，把白糖、醋、豌豆、龍眼肉，荔枝、紅蘿蔔、洋蔥放入勺內翻炒，勺汁澆在主料上即成。

[用法] 可佐餐食用。

[功效] 益心脾，補氣血。適用於心悸怔忡、健忘失眠、貧血、體虛乏力等症。

■ 五味腰柳

[食材] 五味子 20 克，豬里肌肉 200 克，蛋 2 顆，麵粉 25 克，香菜

段 0.5 克，蔥油 15 克，精鹽 2 克，味精 1.5 克，花椒水 10 克，紹酒 10 克，豬油 50 克，雞湯 100 克，溼澱粉 5 克。

[步驟] 1. 將豬里肌肉切成二分五厚的大長片，兩面剞上交叉的花刀。將蔥、薑末、精鹽、味精、紹酒、五味子藥液和里肌肉放在一起拌勻，醃 10 分鐘後，蘸麵粉待用。

2. 將蛋打在碗內，攪勻。勺內放豬油，油熱後，將里肌肉蘸上蛋液，放入勺內煎，待兩面煎黃色時，添上雞湯，加入精鹽、花椒水、紹酒，用慢火煨 3 分鐘，熟透取出。將里肌肉片切成條放在盤內。

3. 將勺內湯浮沫打淨，加入味精，用溼澱粉勾成稀米湯芡，放入蔥油，澆在里肌肉條上，撒上香菜段即成。

[用法] 可佐餐服食。

[功效] 益氣生津，補腎養血，收斂固澀。適用於肺虛喘嗽、津虧口渴、自汗、慢性腹瀉、神經衰弱等症。

■ 羊肉歸耆湯

[食材] 羊肉 500 克，當歸 30 克，黃耆 25 克，黨參 25 克，生薑 15 克，料酒、蔥段、食鹽、味精各適量。

[步驟] 將當歸、黃耆、黨參裝入紗布袋中，紮緊袋口；羊肉去筋膜，洗淨切塊，與生薑、料酒、食鹽等一併放入砂鍋中，加水適量，用武火燒沸，後用文火煨燉，至熟爛後，取出藥袋，調味即成。

[用法] 食肉飲湯。每日一劑，分 2 次服食，連續服食 10 ～ 15 日。

[功效] 益氣養血，健運脾胃。適用於血虛及病後、產後氣血不足、腰酸肢冷等症。

■ 雞汁粥

[食材] 母雞 1 隻，粳米 100 克。

[步驟] 將雞剖洗乾淨，濃煎雞汁，以原汁雞湯分次同粳米煮熟，先用旺火煮沸，再改用文火煮至粥稠即可。

[用法] 每日早晚餐，溫熱服食。

[功效] 滋養五臟，補益氣血。適用於老年體弱、病後、產後贏瘦、虛弱勞損等一切氣血不足衰弱病。

■ 荔枝乾大棗

[食材] 荔枝乾、大棗各 7 枚。

[步驟] 將荔枝乾與大棗水煎。

[用法] 每日 1 劑，分 2 次服。

[功效] 補氣血、適用於失血性貧血。

補陰類藥膳方

陰虛體質多為肺、腎、胃陰虛，與血虛症一樣，多為人體精血津液的虧耗，如面色蒼白、口燥心煩等。腎虛主要表現為頭昏耳鳴、頭暈目眩、牙齒鬆動或疼痛、口噪咽乾、腰膝酸痛，遺精早洩、性慾亢進。肺腎陰虛多消瘦，常見於肺結核、糖尿病、心血管疾病、神經官能症等疾病。對於陰虛體質的患者來說，在選擇食療藥膳時，應具有針對性，有所側重。常用的補陰類食療藥膳有：

■ 紅杞蒸雞

[食材] 枸杞子 15 克，母雞 1 隻（約 1,000 克），生薑 18 克，食鹽、

料酒、蔥段、胡椒粉、味精各適量。

[步驟] 將雞宰殺後去毛及腸雜並洗淨，蔥切成段，生薑切成片，雞肉放鍋內，用沸水煮透，撈出放入涼水內沖洗乾淨，瀝乾水分；再將枸杞子裝入雞腹內，放入盆中，腹部朝上；生薑、蔥段放入盆內，加入清湯、食鹽、料酒、胡椒粉，將盆蓋好，用溼棉紙封盆口，放入蒸籠內大火蒸 2 小時後取出，揭去盆口棉紙，揀去薑片、蔥段等不用，放入味精即成。

[用法] 可佐餐食用。

[功效] 補肝益腎。適用於男女肝腎陰虛所致的各種疾病。

桑葚釀餡雞

[食材] 桑葚 6 克，雞 1 隻（900 克），豬肉餡 150 克，蔥 20 克，泡發玉蘭片 40 克，薑 25 克，精鹽 2 克，醬油 25 克，花椒 2 克，桂皮 5 克，蛋黃 1 個，八角 1 克，糖色 1 克，泡發蝦米 10 克，豬油 100 克，高湯 250 克。

[步驟] 1. 將蛋黃放入碗內，加豬肉餡、高湯，蔥、薑各 5 克，泡發蝦米和桑葚切末，玉蘭片切丁，以上原料放在一起拌成餡。

2. 將雞從脊背劈開，把拌好的餡裝入膛內。

3. 把雞用開水燙出亮皮，抹上糖色。

4. 勺內入豬油，油熱時將雞放入，炸至虎皮色時取出。

5. 把雞放入大碗內，加上高湯、蔥、薑、桂皮、八角、花椒，蒸熟取出，脊背朝下，扣在大盤內。

6. 鍋內放原湯 75 克，加溼澱粉、明油勾芡，澆在雞身上即成。

[用法] 可佐餐服食。

[功效] 補肝，益腎，息風，滋液。適用於肝腎陰虧、消渴、便祕、目暗、耳鳴、瘰癧、關節不利等症。

■ 妙香圓子

[食材] 酸棗仁粉6克，豬肉200克，澱粉50克，泡發玉蘭片15克，泡發磨菇15克，蛋1顆，大豆油40克，醬油25克，味精1.5克，紹酒10克，雞湯250克，蔥1.5克，薑1克。

[步驟] 1. 把豬肉剁成肉泥，放入蛋、酸棗仁粉和澱粉，拌勻，把泡發玉蘭片和蘑菇都切成片，蔥、薑均切成絲。

2. 勺內放菜籽油，把肉泥用手擠成圓子，放入勺內，待煎成金黃色時，將圓子翻過來，用手勺把圓子拍成扁圓形，兩面煎好後，倒入漏勺內。

3. 勺內放菜籽油，用蔥薑絲爆香，添雞湯，加醬油、紹酒和蘑菇片、玉蘭片，把肉圓子放入勺內，開鍋後移在慢火上，煨30分鐘，放入味精，移在旺火上，勾澱粉芡，淋明油，翻勺，倒入盤內即成。

[用法] 可佐餐食用。

[功效] 養肝，寧心，安神，斂汗。治虛煩失眠、易夢易驚、驚悸怔忡、神經衰弱、煩渴、虛汗等症。

■ 太子參煮圓子

[食材] 太子參6克，豬瘦肉150克，蛋清1個，黃瓜50克，精鹽2.5克，味精1克，花椒水2克，蔥末2克，薑末2克，高湯500克。

[步驟] 1. 把豬瘦肉剁成餡，再用刀背砸成泥，加蛋清、蔥、薑末、

精鹽，加點水，用筷子拌均勻。黃瓜切片。

2. 勺內放入湯，湯開後，把勺移至小火上，用手把肉泥擠成圓子，放入湯內，等圓子漂起，打淨浮沫。再把太子參、黃瓜片放入勺內，加上味精、精鹽、花椒水，燒開後，倒入碗內即成。

[用法] 佐餐食用。

[功效] 補肺、健脾，補氣，生津。適用於體虛乏力、肺虛咳嗽、自汗、心悸、口渴等症。

銀杞明目湯

[食材] 銀耳15克，枸杞15克，雞肝100克，茉莉花24朵，水豆粉、料酒、薑汁、食鹽各適量。

[步驟] 將雞肝洗淨，切成薄片，放入碗內，加水豆粉、料酒、薑汁、食鹽拌勻待用。銀耳洗淨，撕成小片，用清水浸泡待用；茉莉花擇去花蒂，洗淨，放入盤中；枸杞洗淨待用。將鍋置火上，放入清湯，加入料酒、薑汁、食鹽和味精，隨即下入銀耳、雞肝、枸杞燒沸，撇去浮沫，待雞肝剛熟，裝入碗內，將茉莉花撒入碗內即成。

[用法] 每日2次。佐餐服食。

[功效] 補肝益腎，明目美顏。適用於陰虛所致的視物模糊、兩眼昏花、面色憔悴等。

羊脊骨粥

[食材] 大羊脊骨1副，小米100克，食鹽適量。

[步驟] 先將羊脊骨砸碎，煮沸後撈出羊骨，取汁；再將小米洗淨後，放入羊骨汁內煮粥。粥熟後加適量食鹽即可服用。

[用法] 可於早晚佐餐服食。

[功效] 益陰補髓，潤肺澤膚。適用於陰虛不足、虛勞瘦弱、肺癆咳嗽、皮膚、毛髮憔悴等症。

■ 天冬粥

[食材] 天門冬 20 克，粳米 100 克，冰糖適量。

[步驟] 將天門冬放入砂鍋中，加清水適量煎煮，煮 30 分鐘後，過濾去渣取汁，再加清水煎煮取汁，如此煎煮取汁 3 次，以藥汁加洗淨粳米煮粥。至熟後加入冰糖，再煮 1 ～ 2 沸即可。

[用法] 早、晚空腹服食。

[功效] 養陰清熱，潤肺滋腎。適用於肺腎陰虛所致的咳嗽、吐血、陰虛發熱、咽喉腫痛、消暑便祕等症。

■ 烏藥羊肉湯

[食材] 烏藥 10 克，羊肉 100 克，高良薑 10 克，白芍 25 克，香附 8 克，生薑、蔥、黃酒、花椒、白糖、鹽各適量。

[步驟] 將烏藥、高良薑、白芍、香附、花椒研末，裝入紗布袋中，放入砂鍋內。羊肉洗淨，切小塊，入砂鍋，加水適量，先大火煮沸，改文火慢燉至羊肉爛熟時，加入生薑、蔥、黃酒、白糖，煮 1 ～ 2 沸，取出紗布袋，加入鹽即可。

[用法] 食肉飲湯。每日 1 劑。

[功效] 溫脾散寒，益氣補虛。

■ 黃精燉豬瘦肉

[食材] 黃精 50 克，豬瘦肉 200 克，蔥、薑、料酒、食鹽、味精各適量。

[步驟]　將黃精、瘦肉洗淨，分別切成長 3.3 公分、寬 1.6 公分的小塊。將黃精和豬瘦肉塊放入砂鍋內，加水適量，放入蔥、生薑、食鹽、料酒，隔水燉熟。

[用法]　食用時，加味精少許，吃肉喝湯。

[功效]　養脾陰，益心肺。適用於陰虛體質的平時調養以及心脾陰血不足所致的食少、失眠等症。

■ 阿膠麥冬粥

[食材]　阿膠 30 克，麥門冬 15 克，糯米 100 克，紅糖適量。

[步驟]　先將阿膠搗碎，備用。將麥門冬切碎，以冷開水搗絞取汁。再將糯米加適量水煮粥，待粥煮熟時，放入搗碎的阿膠、麥冬汁，邊煮邊攪勻，視粥稠膠化即可。

[用法]　每日 1 劑，早晚溫熱服食，連服 3 天。

[功效]　滋陰補虛，養血潤燥。

補陽類藥膳方

　　陽虛與氣虛者一樣，多表現為身體活動能力的衰減，但陽虛者比氣虛者畏寒，而且以腎陽虛最為多見。主要表現為頭昏目眩、腰膝酸軟、形寒肢冷、小便清長、餘瀝不盡、夜間尿頻尿多、性功能減退、陽痿早洩、不孕不育、舌苔白潤、脈虛弱無力等。皆因陽虛不能溫暖所致。所以，治療陽虛患者，多以溫補腎陽為主。常用的食物有羊肉、牛鞭、鹿鞭、豬腎等。常用於與之配伍的中藥有肉桂、淫羊藿、肉蓯蓉、菟絲子、韭菜子等。常用的補陽食療藥膳方有：

■ 人參杞子粥

[食材] 人參5克，枸杞子15克，紅棗5枚，粳米100克，紅糖適量。

[步驟] 先將人參、杞子、紅棗煎水取汁，再與白米放入鍋內熬煮，至粥熟時加入紅糖，溶化調勻即可。

[用法] 每日一劑，早、晚趁熱服食，連服3～5天。

[功效] 補腎助陽。適用於脾腎陽虛所致的咳嗽、面色無華、形寒肢冷、食少納差、大便溏瀉、小便清長等症。

■ 參耆粥

[食材] 黃耆30克，粳米100克，黨參30克，懷山藥30克，紅糖適量。

[步驟] 將黃耆、黨參、懷山藥入砂鍋內，加水煎湯，煎至500毫升，去渣留汁，入粳米，再加水適量，煮至米開花湯稠為度，吃時加紅糖少許。

[用法] 每日1劑，早晚溫熱服食，連服7～10天。

[功效] 補氣升陽，健脾養胃。適用於脾腎陽虛所致的咳嗽氣喘、面色無華、形寒肢冷、食少納差、大便溏瀉、小便清長等症。

■ 鹿角粥

[食材] 鹿角粉5～10克，粳米80克。

[步驟] 先以米煮粥，至粥熟後調入鹿角粉，另加食鹽少許，同煮片刻。

[用法] 食粥，每日2次，分早、晚空腹食用。

[功效] 補腎陽，益精血，強筋骨。適用於命門火衰的患者。

■ 羊肉枸杞湯

[食材]　羊腿肉 1,000 克，枸杞子 20 克，生薑 12 克，料酒、蔥段、大蒜、味精、食鹽、花生油、清湯各適量。

[步驟]　羊肉去筋膜，洗淨切塊，生薑切片。待鍋中油燒熱，倒進羊肉，料酒，生薑，大蒜等煸炒，炒透後，同放砂鍋中，加清水適量和枸杞子等，用大火燒沸，再改用小火煨燉，至熟爛後，加入調味料和勻即可。

[用法]　佐餐服食，也可單獨食用。

[功效]　溫陽壯腰，補腎強筋。適用於腎陽不足所致腰膝酸軟，筋骨無力等症。

■ 羊肉附片湯

[食材]　鮮羊肉 1,000 克，老生薑 30 克，制附片 15 克，蔥段、花椒、胡椒粉、熟豬油、食鹽、味精各適量。

[步驟]　羊肉去筋膜，洗淨切成小塊；生薑洗淨切片。與制附片同放鍋中，加清水適量和花椒、胡椒粉，食鹽等，用大火燒沸，去掉浮沫，再改小火久燉，待肉熟爛，加入調味品即可。

[用法]　食肉飲湯。隔日一劑，每劑分 3 次食完，連食 5 ～ 7 劑。

[功效]　補腎壯陽，強筋壯骨。適用於腎陽虛衰所致腰膝酸軟，手足欠溫、陽痿早洩、小便清長、四肢關節疼痛等症。

■ 助陽酒

[食材]　紅參 30 克，鹿茸 6 克，白酒 1,000 克。

[步驟]　將紅參、鹿茸蒸軟後，放入瓷瓶中，倒入白酒，加蓋密封，置陰涼處，浸泡 15 ～ 20 日，即可開封過濾飲用。

[用法] 每日 2 次，每次 15 ～ 20 毫升，連續飲服 10 ～ 15 日。飲完後再加入白酒浸泡，直至藥味淡薄為止。

[功效] 補腎壯陽，健脾益氣。適用於陽氣衰虛，畏寒肢冷、陽痿等。

養肝補腎類藥膳方

傳統醫學認為，肝主藏血，肝血的盛衰，與精神、眼目和筋膜等活動有關，所以肝病、目疾、筋病等都與肝有密切關係。另外，肝主疏泄，與飲食消化有關。肝失疏泄，會影響消化和營養吸收，發生貧血、營養不良性水腫病。常見養肝補腎的食療藥膳方有：

■ 蓯蓉羊腎粥

[食材] 肉蓯蓉 15 克，羊腎 1 副，羚羊角屑 15 克，靈磁石 20 克，薏仁 20 克。

[步驟] 先將肉蓯蓉酒洗去土，再與羚羊角屑、靈磁石一起用水煎熬，去渣取汁。將羊腎去脂膜細切後與薏仁一起放入藥汁中煮作粥。

[用法] 空腹隨意服之。

[功效] 滋腎平肝，強壯補虛。適用於肝腎不足、身體羸弱、面色黃黑、鬢髮乾焦、頭暈耳鳴等。

■ 芝麻白糖糊

[食材] 芝麻 500 克，白糖適量。

[步驟] 將芝麻揀淨，放入鐵鍋內用文火炒香後晾涼，搗碎後，裝入瓦罐內備用。

[用法] 食用時，每次 2 湯匙，放入碗中，再加白糖適量，用開水沖服。

[功效]　補陰血，養肝腎，烏鬚髮，長肌肉，填精髓。適用肺燥咳嗽、皮膚乾燥、肝腎陰虛的頭髮早白及老人便祕等症。宜平時調補，以抗早衰。

■ 菟絲魚翅

[食材]　菟絲 6 克，泡發魚翅 500 克，鮮蟹黃 100 克，香菜 1 克，紹酒 2 克，蔥 5 克，薑塊 5 克，花椒水 2 克，醬油 7.5 克，白糖 2 克，豬油 100 克，溼澱粉 100 克，高湯 150 克。

[步驟]　將長魚翅放入盤內，碎魚翅放在上面。勺內放入豬油，燒熱時，用蔥、薑塊、醬油爆香，添入高湯，取出蔥、薑塊。放入紹酒、花椒水、白糖、蟹黃，然後放入排好的魚翅、菟絲子粉，蓋上勺蓋，放在文火上煨燉 10 分鐘。用溼澱粉勾芡，淋上明油，大翻勺，放入盤內，把香菜擺在盤邊即成。

[用法]　佐餐服食。

[功效]　補腎益精，養肝明目，安胎。適用於目眩、耳鳴、陽痿、遺精、腰膝酸軟、尿頻餘瀝、先兆流產、胎動不安等症。

■ 首烏醬油蝦

[食材]　何首烏 6 克，鮮蝦 100 克，薑 10 克，蔥 10 克，素油 50 克，鹽、醬油各適量。

[步驟]　何首烏打成細粉。薑切片，蔥切花，鮮蝦洗淨。將炒鍋置武火上，加入素油，燒七成熱時，把薑、蔥放入，加入醬油、鹽，放入蝦翻炒，炒至蝦斷生熟透即成。

[用法]　佐餐食用。

[功效]　補肝腎，壯元陽。適用於肝腎虛弱，白髮，陽痿等症。

■ 竹蓀燴紅螺

[食材] 枸杞子 10 克,薏仁 15 克,紅螺肉 50 克,竹蓀 30 克,豌豆苗(或小白菜)150 克,紹酒 10 克,薑 10 克,蔥 10 克,素油 50 克,鹽、上湯各適量。

[步驟] 將紅螺洗淨,切片。竹蓀洗淨,切片。薏仁洗淨,去雜質,煮熟湯起。枸杞子洗淨,去雜質。豌豆苗(小白菜)洗淨。薑切片,蔥切段。將鍋置爐上,加入素油,燒至七成熱時,將紅螺肉、竹蓀、枸杞、薏仁放入鍋內,翻炒至紅螺肉變色,加入紹酒、薑、蔥、鹽、上湯,燒 10 分鐘,放入豌豆苗煮一下即成。

[用法] 可佐餐服食。

[功效] 補腎益中,養肝明日。適用於脾胃虛弱、神經衰弱、兩眼昏花、視物不清、小便不利等症。

■ 芝麻粥

[食材] 黑芝麻 30 克,粳米 100 克。

[步驟] 先將黑芝麻晒乾後炒熟研碎。再與粳米同煮作粥。

[用法] 可隨意服食。

[功效] 補肝腎,潤五臟。適用於身體虛弱、頭髮早白、大便乾燥、頭暈目眩、貧血等症。

■ 山藥燒水魚

[食材] 山藥 3 克,枸杞子 3 克,女貞子 3 克,熟地黃 3 克,鱉(水魚)100 克,瘦豬肉 50 克,紹酒 10 克,薑 10 克,蔥 10 克,鹽適量,素油 50 克。

[步驟]　將鱉去內臟及爪，洗淨，切成 3 公分見方的塊。山藥、女貞子打成細粉。熟地黃洗淨切片。枸杞子去雜質，洗淨。薑切片，蔥切花。將鍋置武火上，加入素油，七成熟時，加入鱉、山藥、女貞子粉、熟地黃、枸杞子、薑、蔥、鹽、紹酒，加水適量，燒煮 30 分鐘即成。

[用法]　佐餐食用。

[功效]　補肝腎，明眼目。適用於腰酸疼痛、遺精、頭暈、眼花等症。

■ 生精藥酒

[食材]　鹿鞭 15 克，淫羊藿 20 克，鎖陽 25 克，巴戟天 12 克，熟地 10 克，山茱萸 10 克，附片 3 克，肉蓯蓉 15 克，枸杞子 18 克，黃耆 12 克，當歸 10 克，韭菜子 12 克，菟絲子 15 克，桑椹子 15 克，龜板膠 10 克，茺蔚子 10 克，炙甘草 9 克，曲酒 1,000 克。

[步驟]　將上述諸藥搗碎，裝入紗布袋並紮口，放入乾淨的瓷壇中，倒入曲酒密封浸泡 20～30 日後，即可飲用。

[用法]　每日午、晚飯前飲用，每次 20～30 毫升。

[功效]　生精益髓、補肝益腎。

■ 牛膝蹄筋

[食材]　牛膝 10 克，豬蹄筋 100 克，雞肉 500 克，火腿 50 克，蘑菇 25 克，胡椒 5 克，味精 5 克，紹酒 30 克，生薑 10 克，蔥 10 克，食鹽 5 克。

[步驟]　將牛膝洗淨浸潤後，切成斜口片，蹄筋放在蒸盆中，加入清水適量，上籠蒸約 4 小時，待蹄筋酥軟時取出，再用冷水浸泡 2 小時，剝去外層筋膜，洗淨；火腿洗淨後，切成片絲；蘑菇泡發

後，切成絲；生薑、蔥洗淨後，切成薑片、蔥段。將發脹後的蹄筋切成節，雞肉剁成 2 公分的方塊。將蹄筋、雞肉放入蒸碗內，把牛膝片擺在雞肉的上面，火腿絲和蘑菇絲調和勻後，撒在周圍，薑片、蔥段放入蒸碗中，再加胡椒粉、味精、紹酒、食鹽、清湯，調好湯味，灌入蒸碗中，上籠蒸約 3 小時，待蹄筋熟爛後，立即出籠，揀去薑片、蔥節，再調味後即成。

[用法] 佐餐食用。

[功效] 祛風濕，補肝腎，強筋骨。適用於風濕關節炎、腳手乏力、筋骨疼痛等症。

■ 枸杞豉汁粥

[食材] 枸杞 50 克，豉汁 50 克，糯米 100 克。

[步驟] 先將枸杞水煎，去渣取汁。再將粳米洗淨下入汁內煮粥，候熟，下豉汁，攪拌後再 2 ～ 3 沸即成。

[用法] 隨意食用。

[功效] 補益肝腎，和養胃氣。適用於體虛久病、五勞七傷、房事衰弱、腰膝無力等症。

■ 桑葚蛋糕

[食材] 桑葚 30 克，女貞子 20 克，旱蓮草 30 克，蛋 500 克，白糖 300 克，麵粉 200 克。

[步驟] 將桑葚、女貞子、旱蓮草洗淨，放入鋁鍋內，加水適量，置武火上燒沸，用文火熬煮 20 分鐘，濾取汁。將桑葚、女貞子、旱蓮草汁與蛋、白糖、麵粉和成麵團，加入發麵，待麵團發起後，加鹼，試好酸鹼度，做成糕，上籠蒸 15 分鐘即成。

[用法] 隨意食用。

[功效] 補肝益腎，潤肺和中。適宜於陰虛體弱，眩暈、失眠、腰膝酸軟等症。

■ 紅杞田七雞

[食材] 枸杞子 15 克，三七 10 克，肥母雞 1 隻，豬瘦肉 100 克，小白菜心 250 克，麵粉 150 克，紹酒 30 克，味精 5 克，胡椒粉 5 克，生薑 20 克，蔥白 30 克，食鹽 10 克。

[步驟] 將母雞宰殺後，除去羽毛，剖腹去內臟，剁去爪，沖洗乾淨；枸杞洗淨；三七用 4 克碾粉，6 克潤軟後，切成薄片；豬肉剁碎；小白菜洗淨，用開水燙後剁碎；麵粉用水和成包餃子用的麵團；蔥白、生薑洗淨後，蔥少許切碎末，其餘切成段，生薑切成大片，碎塊搗成薑汁。將全雞放入沸水鍋煮一下，撈出用涼水沖洗後，瀝乾水分，然後把枸杞子、三七片、生薑片、蔥段塞入雞腹內，把雞放入罐子內，注入清湯，下入胡椒麵、紹酒；再把三七粉撒在雞胸上，用溼棉紙封嚴罐子口，沸水旺火上籠蒸約 2 小時。將雞上籠蒸 1 小時後，便可將肉泥加食鹽、胡椒粉、紹酒、薑汁和少許清水攪成餡，再加小白菜和勻；將麵團揪成 20 份，包成小餃子。待雞蒸熟時，燒沸水煮餃子，同時從蒸籠中取出雞；揭去棉紙，加入味精調好味，餃子煮熟後，撈入罐子內即成。

[用法] 可佐餐服食，也可單獨食用。

[功效] 滋補肝腎，大補氣血。適用於貧血、體虛等症。

■ 鹿膠粥

[食材] 鹿膠 10 克，粳米 50 克。

[步驟] 先以粳米煮粥,將熟時,加入鹿膠,稍煮,使其溶化,調勻即成。

[用法] 空腹食之。

[功效] 溫補肝腎,強筋壯骨,活血消腫。治肝腎陰虛、畏寒肢冷、陽痿、遺精、腰腿酸軟以及乳癰初起等症。

■ 何首烏煮雞蛋

[食材] 何首烏100克,蛋2顆,蔥、薑、鹽、料酒、豬油、味精各適量。

[步驟] 先將何首烏切成3公分長、2公分寬的塊,與洗淨的蛋一起入鍋加水,放進調味料煮開。待蛋熟時取出去殼,再入鍋中煮3～5分鐘即可。取蛋去渣取汁。

[用法] 每日1～2次,吃蛋飲湯。亦可佐餐服用。

[功效] 補肝腎,益精血,滋陰養血,利咽。

■ 續斷鹿筋

[食材] 川續斷10克,泡發鹿筋200克,豌豆25克,冬筍25克,泡發冬菇25克,蕃茄醬50克,精鹽1.5克,紹酒10克,味精1克,醋5克,蒜末5克,溼澱粉5克,蔥段10克,薑片10克,花椒油1克,豬油50克,雞湯150克。

[步驟] 將川續斷切片,鹿筋切成5公分長的段,冬筍、冬菇切片。同時放入開水裡燙一下撈出,瀝乾水分。把生薑、蔥放入油鍋內炸成金黃色後撈出,再加入花椒油、蕃茄醬稍炒一下,放入紹酒、雞湯、白糖、食鹽、醋和味精,再把川續斷、冬筍、鹿筋、冬菇下入鍋內。先用大火燒開,後用文火煨2分鐘,放入豌豆、蒜末,移至武火上,勾上澱粉芡,淋上明油,出鍋裝盤即成。

[用法] 佐餐服食。

[功效]　補肝腎，活筋骨，通血脈，安胎。適用於腰膝酸軟、關節酸痛、崩漏、先兆流產、跌打損傷等症。

■ 菟絲燒鹿筋

[食材]　菟絲子6克，泡發鹿筋250克，泡發冬菇50克，冬筍50克，生雞肉50克，紹酒5克，味精1.5克，鮮薑5克，蔥10克，醬油40克，雞湯100克，澱粉20克，豬油50克，蛋清1個。

[步驟]　將菟絲子用紗布包好紮口，放清水中煮10分鐘，過濾取藥液50毫升。將鹿筋切成八分長的條。雞胸肉片成片，用蛋清、澱粉拌勻，下勺用油滑熟。將鹿筋條、冬菇、冬筍、生雞胸肉放入開水勺內燙透撈出。勺內放油，油熱時，用蔥、薑塊爆香，加雞湯、醬油、紹酒、味精，再把鹿筋條、冬菇、冬筍、雞胸肉、藥液放入勺內。燒開後，移在文火上煨3分鐘左右，取出蔥、薑塊，勾溼澱粉芡，淋上明油，翻勺盛入盤內即成。

[用法]　佐餐服食。

[功效]　補腎益精，養肝明目。適用於目眩、耳鳴、陽痿、遺精、腰膝酸軟、尿頻餘瀝、先兆流產、胎動不安等症。

■ 韭菜子粥

[食材]　韭菜子100克，粳米150克。

[步驟]　先將韭菜子浸泡發脹，再與粳米分別用水洗淨，放入鍋內，加入適量清水熬煮，至粥熟即成。

[用法]　可在早、晚服食。

[功效] 補肝腎,壯陽,固精。適用於陽痿、腰膝酸軟、遺精、尿頻、白帶過多等症。

健脾補胃類藥膳方

傳統醫學認為,脾主運化,包括運化水谷和水溼,脾主統血,有裹血、生血、攝血之義。脾病是由於運化失職,或消化不良而引起的。脾虛為失統血之能,則出現上為吐血、下為便血等症。中醫指的脾不同於西醫單純指的脾臟。中醫指的脾範圍要大。常用健脾補胃的藥膳方有:

■ 參耆燒肚片

[食材] 熟豬肚 250 克,黃耆 10 克,黨參 10 克,泡發木耳、泡發筍片各 50 克,去皮荸薺 2 個,蛋 1 顆,澱粉、蔥、薑、食鹽、醬油、味精各適量,清湯 200 克。

[步驟] 把黨參和黃耆用水煎煮,濃縮至 15 毫升,濾掉藥渣。豬肚切片,蛋、澱粉、醬油調成糊,將肚片放入漿中,木耳改刀,將筍、荸薺切成片。起油鍋,放油 500 克,燒至六成熱時,把漿好的肚片炸至金黃色撈出。鍋內留少許底油,將配菜下鍋,兌入清湯燒開,下肚片和蔥、薑,加入醬油、鹽、味精,在火上收汁。待汁濃時,再倒入參耆濃縮汁,勾芡即成。

[用法] 佐餐服食。

[功效] 補脾益胃。適用於頭暈乏力、少氣懶言、四肢困倦、口淡無味、食少腹脹等症。

■ 龍眼淮藥糕

[食材] 龍眼肉 25 克,淮山藥 500 克,青梅 25 克,熟蓮子 25 克,

櫻桃、李子各適量，熟麵粉 100 克，蛋糕 25 克，瓜子仁 25 克，白糖 200 克，豬油、蜂蜜各適量。

[步驟] 將淮藥打成粉，用熟麵粉和水揉成團；青梅切成柳葉片；將蛋糕切成菱形片；櫻桃、瓜子仁洗淨。將淮藥團揉成圓形放入平盤內，按成圓餅，將李子擺在圓餅的周圍，櫻桃擺在圓餅的第二圈，龍眼肉擺在第三圈，蛋糕擺在第四圈，瓜子仁擺在第五圈，青梅片在當中擺成花葉形，將餘下的蛋糕切成小丁。用一張大棉紙蓋在淮藥圓餅上面，上籠蒸約 15 分鐘，取出，揭下棉紙，撒上蛋糕丁。將勺內放清水，加蜂蜜、白糖，用旺火熬化，打去浮沫，倒入澱粉勾成芡汁，最後加豬油，澆在淮藥圓餅上面即成。

[用法] 佐餐服食。

[功效] 補脾健胃。適用於食少便溏、脾虛瀉泄等症。

茯苓雞脖

[食材] 茯苓粉 10 克，水泡豆腐皮 3 張，泡發香菇 50 克，冬筍 75 克，荸薺 50 克，蛋 1 顆，精鹽 75 克，味精 1 克，紹酒 10 克，蔥 2.5 克，薑 2.5 克，澱粉 25 克，素油 50 克，麻辣鹽 5 克。

[步驟] 將茯苓研成細粉。豆腐皮淨水擦乾。香菇、冬筍切成細絲，用開水煮一下。蔥、薑、荸薺切細絲。油勺放在火上，蛋打入碗內攪開，倒入勺裡攤成薄皮，然後切成絲。勺內放油，用蔥、薑絲爆香，下入香菇、冬筍絲、紹酒、精鹽、味精，煸炒片刻，倒在盤裡，拌入荸薺、蛋皮絲待用。把茯苓和澱粉糊調勻。豆腐皮切成 9 公分寬的長條，把炒好的各種絲放在上邊，捲成直徑四分粗的條，邊上抹勻澱粉和茯苓粉的黏糊。勺內放油，待油溫熱時，下入豆腐皮卷，炸成金黃色撈出，切成 3 公分長的段，放在盤裡，盤邊放上

麻辣鹽即成。

[用法] 佐餐服食。

[功效] 補腦強身，健脾和胃，利水滲溼，寧心安神。適用於痰飲、水腫、小便不利、泄瀉、心悸、眩暈、健忘等症。

■ 炙黃雞

[食材] 黃母雞 1 隻，食鹽、醋、小茴香、花椒粉各適量。

[步驟] 將雞宰殺後，除去羽毛和內臟，洗淨。將食鹽、醋、小茴香、花椒粉拌勻，刷在雞肉上面。將雞置炭火上炙烤，邊烤邊轉動，直烤至黃熟透香即成。

[用法] 佐餐食用。

[功效] 健脾和胃，消導止痢。適用於因過食肥甘肉類所出現的停滯厭食、脘脹、痢下不止等症。

■ 桔餅桂圓糖

[食材] 桔餅 120 克，桂圓肉 1,000 克，白糖 500 克。

[步驟] 先將桔餅、桂圓肉切碎。將白糖放入鍋中，加水適量熬稠（文火）。再把桔餅、桂圓肉加入糖水內調勻，直至糖成絲時停火。把做好的桔餅桂圓糖倒入表面塗有麻油的搪瓷盤內，待涼後切成塊即可食用。

[用法] 每日不拘時，作零食用。

[功效] 補脾益胃，理氣和中，止瀉。

■ 紅棗燒海雜

[食材] 紅棗 9 克，泡發海參 100 克，大蝦 100 克，泡發鮑魚 100 克，

泡發魚肚 100 克，泡發魚腸 15 克，鮮海螺 15 克，冬筍 10 克，豌豆 10 克，醬油 25 克，紹酒 5 克，味精 1.5 克，花椒水 5 克，精鹽 1 克，蔥 5 克，薑絲 5 克，溼澱粉 20 克，雞湯 100 克，豬油 50 克。

[步驟]　將紅棗洗淨，去核，備用。將海參、大蝦、鮑魚、魚肚、魚腸、海螺、冬筍切成較厚的斜刀片，放入開水內燙透撈出。勺內放油，油熱時，用蔥、薑絲爆香，加醬油、紹酒、花椒水、味精、雞湯，再把燙過的海參、大蝦、鮑魚、魚肚、魚腸、海螺、冬筍、豌豆、紅棗放入勺內。移在文火上煨 2 分鐘，勾溼澱粉芡，淋上明油，翻炒出勺，盛入盤內即成。

[用法]　佐餐食用。

[功效]　補脾胃，調營衛，生津液。適用於脾胃虛弱、食少腹瀉、心悸怔忡等症。

■ 糖藕

[食材]　鮮藕1節（約450克），糯米125克，紅糖250克，水澱粉少許。

[步驟]　先將糯米洗淨泡一晚。將藕洗淨，將兩端切除 2 公分作為蓋子，把糯米塞入藕洞中，兩端用牙籤固定原有的蓋子，備用。再於鍋中放水適量，再放入塞入糯米的鮮藕，煮沸後用中火煮 3 小時左右，直到可以用牙籤刺穿時停火，取出藕節，削除藕上薄外皮。再在鍋中加水 6 杯，加入紅糖放入藕，煮 2 小時。中途加水 1 杯，直到煮剩 1/2 杯煮汁時為止。取出藕切片。煮汁加水適量用水澱粉勾芡，淋在盛藕片的盤子裡。

[用法]　每日 1 ～ 2 次，當點心服用。

[功效]　清熱生津，補脾開胃，止瀉。

■ 健脾養血粥

[食材] 荔枝乾 5 個，淮山藥 25 克，蓮子 15 克，大棗 10 枚，白米、白糖各適量。

[步驟] 將山藥搗爛，蓮子去皮及心，大棗去核切四瓣。然後將其與荔枝肉同放入砂鍋中，加水煮爛時，再放入洗淨的白米，同煮成粥，即可食用。

[用法] 宜老年人早晨服用。

[功效] 健脾養血所致面色萎黃，又不思飲食，失眠健忘，體弱無力，頭暈目眩。

■ 牛百葉粥

[食材] 牛百葉 500 克，粳米 100 克，生薑 3 片。

[步驟] 先把牛百葉用開水浸 3 分鐘，撈起後去黑衣洗淨，切成小梳形。粳米洗淨，用油鹽醃片刻。再把牛百葉、粳米、薑片放入開水鍋內，武火煮沸後，文火煲至粥成，調味即可食用。

[用法] 早晚服食。

[功效] 益氣養血，健脾補胃。適用於脾胃虛弱、氣血不足、或病後體虛、食難消化、面容憔悴、或小兒脾虛之食少消瘦、面色蒼白等症。

■ 豬肚白朮粥

[食材] 豬肚 1 副，白朮 60 克，檳榔 1 枚，煨薑 45 克，粳米 50 克。

[步驟] 先將豬肚洗淨，去油脂，再將檳榔、煨薑研為粗末，納入豬肚中縫口，加水煮熟，取汁入粳米及調味佐料（茴香、胡椒粉、

蔥、鹽等）煮粥。

［用法］早晚溫熱服食，亦可做正餐輔食。

［功效］健脾補胃。適用於脾胃虛弱、食慾不振、脘腹虛脹、嘔吐酸水、便溏泄瀉、四肢煩熱、肢軟無力、胃潰瘍等症。

■ 牛肉粥

［食材］白米 300 克，去筋牛肉 500 克，小蘇打 5 克，醬油 15 克，生粉 25 克。

［步驟］先把去筋牛肉切成薄片，用小蘇打粉、醬油、生粉加少許清水將其拌勻，醃 30 分鐘。再把白米洗淨煮粥，粥熟時，放入醃好的牛肉燒煮，待再滾便可調味食用。

［用法］每日早晚，溫熱服食。

［功效］補脾胃，益氣血，強筋骨。適用於虛損羸瘦、消渴、脾弱不運、痞積、水腫、腰膝酸軟等症。

■ 白扁豆粥

［食材］炒白扁豆 60 克（或鮮扁豆 120 克），粳米 100 克，紅糖適量。

［步驟］先將白扁豆用溫水浸泡一宿，再與粳米、紅糖同煮為粥。

［用法］可供夏秋季早晚餐食用，每日 2 ～ 3 次溫服。

［功效］健脾養胃，清暑止瀉。適用於脾胃虛弱、食少嘔逆、慢性腹瀉、暑溼瀉痢、夏季煩渴等症。婦女赤白帶下亦宜。

■ 砂仁鯽魚

［食材］砂仁 6 克，大鯽魚 1,000 克，胡椒 3 克，辣椒 3 克，陳皮 3

克,蓽茇 3 克,蔥 50 克,生薑 20 克,食鹽 10 克,小茴香 6 克,蒜 2 瓣,花生油 1,000 克。

[步驟] 將鯽魚去鰓、鱗、鰭,剖腹去內臟,洗淨。將胡椒略碎,同辣椒、陳皮、砂仁、蓽茇、小茴香、蔥段、薑片、蒜片用食鹽和勻,逐漸裝入魚腹內。將鍋中放花生油,待油七成熟時,將鯽魚下油中煎製,待魚色黃至熟,即可撈出瀝去油。將鍋內放熟油少許,煸薑、蔥,注入清湯,調好味後,將煎熟。

[用法] 佐餐食用。

[功效] 健脾燥溼,行氣利水。適用於脾胃虛弱、食少腹脹、腹痛泄瀉等症。

■ 大麥片粉

[食材] 羊肉 1,000 克,草果 5 克,生薑 10 克,大麥粉 1,000 克,豆粉 1,000 克,胡椒、食鹽、味精各適量。

[步驟] 將羊肉、草果、生薑洗淨,拍破,放入鍋中,用武火熬湯。將大麥粉、豆粉加水,如常法製作成麵片。待羊肉煮熟後,加入大麥豆粉片煮熟,放入胡椒麵、食鹽、味精即成。

[用法] 佐餐服食。

[功效] 溫中散寒。適用於脾胃虛寒、脘腹冷痛、腹瀉便溏等症。

■ 四仁雞子散

[食材] 白果仁 30 克,甜杏仁 35 克,胡桃仁 50 克,花生仁 50 克,蛋 1 顆。

[步驟] 將白果仁、甜杏仁、胡桃仁、花生仁共同搗爛研成末備用。

[用法] 每日清晨取四仁雞子散 20 克,蛋 1 顆,煮 1 小碗沖服,連

續 3 ～ 5 月。

[功效] 補益脾胃。

■ 黨參牛肉湯

[食材] 黨參 100 克，五花牛肉 500 克，生薑、蔥段、料酒、食鹽各適量。

[步驟] 將黨參用紗布袋裝好，紮緊口；牛肉洗淨切塊，同時放入鍋中，加入薑、蔥、料酒及適量水，大火燒沸，去浮沫，改小火燉 3 小時，至牛肉熟爛，取出黨參，放入食鹽即成。

[用法] 可佐餐，也可單獨食肉喝湯。

[功效] 補中益氣，強壯筋骨。適用於脾胃虛弱，食少消瘦，筋骨不健等症。

美容護髮藥膳方

■ 首烏燒四絲

[食材] 何首烏 6 克，泡發海參 150 克，雞胸肉 150 克，冬筍 100 克，水燙油菜 100 克，蛋清 1 個，精鹽 1 克，醬油 5 克，紹酒 2.5 克，雞湯 75 克，溼澱粉 15 克，豬油 100 克，蔥花 10 克，薑末 10 克。

[步驟] 1. 將何首烏研成細粉，備用。

2. 將海參、冬筍用開水焯後，控淨水分。雞絲放入蛋清，澱粉，調勻。

3. 將海參切成二分粗的絲。雞胸肉片成薄片，再切成絲，冬筍切成一分粗的絲。油菜斜刀切成一分粗的絲。

4. 勺內放油，油五成熱時，將雞絲放勺裡滑好，倒出瀝淨油。

5. 勺內留底油，放上蔥、薑爆香，將上述四絲倒進勺內，加入何首烏粉末，烹上紹酒，添上雞湯，下入精鹽、味精、醬油燒開，用溼澱粉勾芡，淋入明油，翻炒出勺盛入盤內即成。

[用法] 佐餐食用。

[功效] 補肝腎，益精血，烏鬚髮。適用於頭暈耳鳴、頭髮早白、腰膝痿軟、肢體麻木、高脂血症等症。

■ 芝麻糖粉

[食材] 黑芝麻 500 克，白糖 500 克。

[步驟] 將黑芝麻洗淨晒乾，用小火炒熟，研成粉末，加入白糖貯存在瓷缸中備用。

[用法] 每日早、晚服食，每次 2 匙，用溫開水調服，或加入豆漿、牛奶中服食。

[功效] 補肝益腎，潤肺生津，烏鬚黑髮。適用於頭髮乾枯發黃者，可使頭髮烏黑發亮、柔軟秀麗。

■ 牛肉枸杞海帶湯

[食材] 牛肉 400 克，枸杞子 60 克，海帶 25 克，藕節 5 個，蓮子 20 粒，白酒 60 毫升。

[步驟] 先將枸杞子泡入酒中，海帶泡好後切成段；藕節和蓮子洗後用熱水泡軟；牛肉切成小塊。將油入鍋燒熱，放入蔥段、薑片、蒜，炒出香味後把牛肉放進翻炒。待牛肉炒至表面變色時，加入熱水 2,000 毫升，煮沸。除去浮沫，加進海帶、藕節，用小火燉煮。待肉菜熟軟，取出藕節，加進蓮子、枸杞子和白酒。繼續燉至湯汁只剩一半時，即可加入食鹽、醬油調味。

[用法] 可佐餐食用。

[功效] 補益脾胃，滋養肝腎，潤膚護髮。適用於因氣血不足、肝腎虧虛所致脫髮者。

■ 天麻蒸鯉魚

[食材] 鮮鯉魚 500 克，天麻 25 克，川芎、茯苓各 10 克。

[步驟] 將鯉魚刮鱗去內臟，洗淨後分別將魚頭、魚身切成 8 段，分裝於 8 個小碗中。川芎、茯苓切片，浸泡於淘米水中，然後放入天麻，泡十個小時後取出，放鍋中隔水蒸軟，取出切成薄片，分放於裝魚的碗中，加入適量的鹽、料酒、醋、清湯，放鍋中蒸熟即可。

[用法] 早、晚各吃一碗，連續服食，直至長出新髮為止。

[功效] 補虛養髮，祛風活血。適用於瘀血活絡、血不養髮、血虛生風所致的斑禿。

■ 首烏雙色菊

[食材] 何首烏 6 克，豬里肌肉 100 克，豬肝 100 克，蛋黃 1 個，麵粉 25 克，黃瓜 15 克，紅蘿蔔 15 克，精鹽 1 克，味精 1 克，紹酒 15 克，白糖 25 克，醬油 10 克，醋 10 克，溼澱粉 15 克，大豆油 60 克，蔥 10 克，薑 10 克，蒜 5 克。

[步驟] 1. 將豬里肌肉和豬肝切成交叉花刀，深而不透，再切成塊，何首烏煮熟切片。黃瓜、紅蘿蔔切丁。蔥、薑切末。蒜切片。

2. 勺內放入油，燒至七成熟時，將切好的里肌肉和豬肝蘸上麵粉、蛋黃，放油內炸至金黃色時，撈出放在盤裡。

3. 勺內放菜籽油，用蔥、薑、蒜爆香，放入黃瓜、首烏片、紅蘿蔔

煸炒，加湯、調料燒開，用溼澱粉勾芡，淋明油，澆在盤裡的里肌肉和豬肝上即成。

[用法] 可佐餐食用。

[功效] 補肝腎，益精血，烏鬚髮。適用於頭昏耳鳴，頭髮早白，腰膝痠軟，肢體麻木，高脂血症等症。

■ 羊肉胡桃芝麻湯

[食材] 羊肉 500 克，羊骨 500 克，胡桃肉、熟地、山藥、菟絲子、何首烏、山茱萸各適量

[步驟] 將胡桃肉、熟地、山藥、菟絲子、何首烏、山茱萸放入雙層紗布袋內，紮緊袋口；與洗淨剁好的羊肉、羊骨一同放入鍋中，加入適量清水用小火燉到羊肉熟爛，去掉藥袋，加入胡椒粉、蔥、薑、黃酒各適量，再略煮片刻，撒上炒熟的黑芝麻，給少許食鹽，味精即成。

[用法] 吃肉喝湯，每週一次。

[功效] 益氣血，補肝腎。適用於氣血不足、肝腎虧虛所致頭髮早白。

■ 枸杞酒

[食材] 枸杞子 250 克，白酒 500 克。

[步驟] 將枸杞子洗淨，瀝乾水分；放入裝有白酒的瓶內浸泡 15 天，然後取出枸杞子，放入盆內研成漿汁，把泡過的枸杞酒和枸杞漿汁一起放入鍋中，用大火燒沸後，改用小火煎熬，至汁液濃縮成膏狀即可。

[用法] 每日 2 次，每次 10 克，早晚用溫酒沖服。

[功效]　滋肝補腎，益陰烏髮。適用於肝腎虧損所致頭髮早白、腰膝酸軟。

■ 首烏茯苓膏

[食材]　制首烏、茯苓各 200 克，黑芝麻、當歸、枸杞子、菟絲子、補骨脂、牛骨脂、牛膝各 50 克。

[步驟]　將上述中藥放入鍋中，加清水浸泡，然後加水煎煮。每 20 分鐘取汁一次，加水再煎，共煎煮取汁 3 次。再將 3 次所取藥汁合併，放置於大火上燒沸，改小火慢慢煎熬濃縮，到黏稠似膏時，加入 2 倍於藥膏的蜂蜜，調勻再加熱至沸即可。

[用法]　每日 2 次，每次 10 克（約 1 湯匙），用開水沖化飲服。

[功效]　補肝益腎，補血養陰。適用於肝腎不足、陰血虧虛所致頭髮早白及脫髮。

■ 芝麻山藥糊

[食材]　黑芝麻 120 克，山藥 20 克，鮮牛奶 200 克，冰糖 120 克，粳米 60 克。

[步驟]　先將芝麻洗淨瀝乾，用小火炒香；粳米洗後泡 1 小時，撈出瀝乾；山藥切片。以上三物同時入盆，加入牛奶、蛋清適量拌勻，磨碎後濾出細漿待用。冰糖放入鍋中加水煮化，再加入磨好的細漿，不停地攪拌，煮沸成糊狀即可。

[用法]　每日 2 次。

[功效]　滋補肝腎，益脾潤膚。適用於因肝腎不足所致頭髮早白、肌膚乾燥等症。

■ 牛肉黑豆湯

[食材] 牛肉 300 克，黑豆 100 克，制首烏 25 克，紅棗 10 枚，龍眼肉少許。

[步驟] 將牛肉切成薄片；黑豆洗淨後用水浸泡數小時；紅棗去核。上述原料同放鍋中，加適量水及少許生薑，用大火煮開後，改小火煮至湯稠肉爛，放入適量鹽即可。

[用法] 飲湯吃肉。

[功效] 補肝腎，益陰血，烏鬚髮。適用於體質虛弱、頭髮早白等症。

■ 首烏粳米大棗粥

[食材] 制首烏 60 克，大棗 10 枚，粳米 250 克，冰糖適量。

[步驟] 先將制首烏入砂鍋中加適量清水煎煮，去渣取汁。將大棗與粳米同入藥汁中熬煮成粥，放入冰糖，待溶化即成。

[用法] 早、晚服食，每日 1 劑。

[功效] 滋養肝腎，益氣補血。適用於氣血虧虛、肝腎不足所致頭髮早白。

■ 枸杞地黃酒

[食材] 枸杞子、熟地黃、甘菊花、炒神曲各 45 克，肉蓯蓉 35 克，白酒 1,500 毫升。

[步驟] 將上述藥研磨成粗末，用薄白布袋裝好紮緊，放入裝有白酒的瓷壇中浸泡，密封 5 ～ 7 日，開封後再兌入涼開水 1,000 毫升，和勻備用。

[用法] 隨意空腹飲服。

[功效]　適用於肝腎不足，陰陽兩虛所致鬚髮早白，腰膝軟弱、神疲乏力等症。

■ 黃精酒

[食材]　黃精 20 克，白酒 500 克。

[步驟]　將黃精洗淨切片，裝入紗布袋中紮緊袋口，放入盛有白酒的瓶中浸泡，10 日後即可飲用。

[用法]　每日 1 次，每次 10 毫升，睡前飲服。

[功效]　潤肺滋腎，補脾益氣。適用氣血虛弱、頭髮早白、肌膚乾燥等症。

■ 首烏醬豬肝

[食材]　何首烏 30 克，鮮豬肝 250 克，蔥、薑、蒜、白糖、白酒、食鹽各適量。

[步驟]　先將豬肝用冷水浸泡 20 分鐘，再放入開水鍋裡燙熟，鍋裡加鹽適量。豬肝燙好後撈出，入涼水中沖淨。另置一鍋，裝入老湯，燒開後打去浮沫，放進何首烏及洗淨切好的蔥、薑、蒜，放入白糖、白酒、鹽，再把豬肝放入鍋裡，燒開後再煮 30 分鐘，撈出切片即可。

[用法]　可佐餐服食，常食有效。

[功效]　補肝腎，益精血，健筋骨，烏鬚髮。

■ 二黑米糕

[食材]　黑豆 500 克，黑芝麻 250 克，糯米 750 克，蜂蜜適量。

[步驟]　將黑豆先以冷水浸泡，入鍋內加水適量，以小火燉到半熟

時，加入黑芝麻再煮爛，此時水不宜太多。將兩種原料壓碾成泥，加蜂蜜適量調成泥餡；將糯米洗淨，用水浸泡 1 小時後，入籠蒸熟，把糯米、黑芝麻、黑豆泥餡分層攤放在紗布上，壓平，切成小塊即可，米糕中還可加入桂花糖、青梅絲等。

[用法] 食米糕，連續食用。

[功效] 補腎烏髮，潤發生髮。

■ 桑椹糖

[食材] 桑葚 200 克，白糖 500 克。

[步驟] 先將白糖放進鋁鍋中，加水適量，文火熬至稠時，加入洗淨切碎的桑葚末，同熬至用鍋鏟挑起成絲狀時即停火。搪瓷盆中用熟菜籽油抹勻後，將熬好的桑葚糖倒入盆中，待涼後，用刀劃成條，再切成塊，裝盆待用。

[用法] 可作零食、點心食用。常食有效。

[功效] 滋陰補血，補肝益腎，潤發烏髮。

■ 懷藥芝麻圓

[食材] 山藥粉 50 克，熟芝麻 50 克，肥膘肉 400 克，花生油或菜籽油 100 克，白糖 250 克，蛋 3 顆，豆粉 100 克。

[步驟] 先把肥膘肉放在湯鍋內煮熟，撈出在涼水中稍浸入盤。蛋打破，分別將蛋清、蛋黃盛入 2 只碗內，將山藥粉、豆粉入蛋清碗調到無疙瘩硬心止，再加入蛋黃調勻。把肥膘肉去皮內有毛的部分，切成 1 公分左右的丁，放入沸水中煮一下，撈出，散開晾涼，用蛋糊調勻。鍋內入菜籽油燒沸，用筷子夾調好的肉丁入油中炸至蛋糊凝固時撈出，掰去棱角，再放至沸油中炸，至撈在勺裡發清脆

響聲時，瀝油。鍋內加入清水少許，放入白糖，文火炒至糖汁金黃色時，加入炸好的肉圓，將鍋離火鏟動，撒上芝麻，繼續鏟動，待芝麻都貼在肉圓上時，入盤。

[用法] 可佐餐或當作點心服食

[功效] 補腎益精，潤肺生津，烏鬚黑髮。

■ 核桃仁豌豆泥

[食材] 鮮豌豆 800 克，核桃仁 60 克，藕粉 60 克，白糖適量。

[步驟] 先將豌豆淘淨，入鍋，加水適量煮至豆爛熟時撈出，搗成泥。把藕粉入冷水中調成糊。撒上核桃仁末，攪勻即成。

[用法] 可作點心或點心餡食用。

[功效] 補肺腎，益中氣，潤肌烏髮，抗衰補腦。

■ 首烏雞

[食材] 何首烏 50 克，雞肉 500 克，竹筍 50 克，鮮辣椒 100 克，料酒、鹽、味精、醬油、澱粉、素油各適量。

[步驟] 先將何首烏入砂鍋，加水適量煎取濃汁，去渣取汁備用。再把雞肉洗淨，切丁放碗中，加入料酒、味精、鹽、澱粉調勻，使肉丁充分上好漿。鮮辣椒洗淨去蒂、籽、切丁。再把雞肉丁入油鍋炸熟，撈出瀝油。鍋中留少許底油。加入雞丁、辣椒丁、料酒、鹽、醬油、首烏汁，快速翻炒，入味後加澱粉勾芡，出鍋裝盤。

[用法] 可佐餐服用。

[功效] 補精血，烏鬚髮，美容，延年。

■ 仙人粥

[食材] 何首烏 30 ～ 60 克，粳米 60 克，紅棗 3 ～ 5 枚，紅糖（或冰糖）適量。

[步驟] 先將何首烏用砂鍋煎取汁，去渣後加入粳米、紅棗，文火煮粥，待粥熟，加入適量紅糖或冰糖，再煮 1 ～ 2 沸，乘熱服食。

[用法] 每天服 1 ～ 2 次，7 ～ 10 天為一療程。間隔 5 天再進行下一療程。

[功效] 養血益肝，固精補腎，健筋骨，烏鬚髮。適用於頭髮枯燥發黃、鬚髮早白。

■ 烏豆煎

[食材] 熟地黃 30 克，生地黃 30 克，女貞子 30 克，旱蓮草 30 克，制首烏 30 克，黑芝麻 30 克，桑椹子 30 克，側柏葉 30 克，黑大豆 500 克，鹽 10 克。

[步驟] 黑大豆洗淨，晒乾，備用。將熟地、生地、女貞子、旱蓮草、制首烏、黑芝麻、桑椹子、側柏葉共煎，取汁兌熱水再煎，反覆 3 次，將所取煎汁合併，稍濃縮，入黑豆、鹽，共煮至藥汁吸收待盡，取出黑豆，晾乾，備用。

[用法] 食黑豆，每次 40 ～ 60 粒，每日 2 ～ 3 次。

[功效] 補益肝腎，填養精血，烏鬚黑髮。

■ 何首烏粥

[食材] 制首烏 30 克，粳米 100 克。

[步驟] 先將制首烏煎濃汁，去渣取汁加入淘淨的粳米內煮粥。

[用法] 每日 1 ～ 2 次，可作早晚餐服用。

[功效] 補精益血，補脾潤腸，烏髮美容。

減肥健身藥膳方

■ 荷葉茶

[食材] 荷葉 100 張，生薏仁、生山楂各 1,000 克，桔皮 500 克。

[步驟] 夏季採取新鮮荷葉，將其切成細條晾乾；再與生薏仁、生山楂、桔皮混合，分裝成 100 包備用。

[用法] 每天早上取一包放入熱水瓶中，沸水浸泡後，以此代茶喝，當天若喝完，可再加入開水泡飲。每日一包，連服 100 天，可見成效。

[功效] 健脾除溼，健身減肥。主治肥胖症和高血脂等症。

■ 白茯苓粥

[食材] 白茯苓 15 克，粳米 100 克。

[步驟] 將白茯苓磨成細粉，同淘淨的粳米一同入鍋煮粥，至米爛汁黏稠。

[用法] 每日 1 ～ 2 次，可作早晚餐用。

[功效] 健脾益胃，利水消腫。

■ 赤小豆粥

[食材] 赤小豆適量，粳米 100 克。

[步驟] 先將赤小豆浸泡半天，淘淨，與淘淨的粳米一起入鍋煮粥，至米、豆俱爛熟時止。

[用法] 每日 2 次，早晚餐服用。

[功效] 健脾益胃，利水消腫，減肥。

■ 山楂茶

[食材] 山楂 10 克，茶葉 5 克。

[步驟] 將山楂洗淨，搗為粗末，放入鍋中，加水適量，煎煮至沸，再煮片刻，然後將煎液倒入盛有茶葉的杯中，浸泡數分鐘，即可飲用。

[用法] 每天 1 劑，代茶常飲。

[功效] 消食化積，輕身散瘀。適用於肥胖症、高血壓病、高血脂等症。

■ 山楂菊花茶

[食材] 山楂 30 克，菊花、茶葉、茯苓、萊菔子各 15 克，麥芽、陳皮、澤瀉、赤小豆、夏枯草、草決明各 10 克。

[步驟] 將上述各藥搗為粗末，每天取 10 克放入杯中，用沸水沖泡，浸悶數分鐘後代茶頻飲，邊飲邊兌入白開水，直至茶水泡淡為止。

[用法] 每天沖泡 1 次，連續使用，15 天為一療程。

[功效] 消食化積，清肝明目，利尿滲溼。適用於身體肥胖，高血壓、高血脂等症。

■ 茼蒿炒蘿蔔

[食材] 蘿蔔 200 克，茼蒿 100 克，花椒 20 粒，素油 100 克。

[步驟] 先將素油 100 克放入鍋中燒熱後，放入花椒，待炸焦黑後，撈去，再加入白蘿蔔 1 條，煸炒，加雞湯少許翻炒至七成熟，加茼蒿、味精、食鹽適量，熟透後，勾加稀澱粉汁，湯汁明亮後，淋加香油少許，出鍋即可。

［用法］佐餐食用。

［功效］寬中行氣，調和脾胃，祛瘀減肥。

■ 減肥粥

［食材］赤小豆 100 克，山楂 15 克，大棗 15 克，澤瀉 10 克。

［步驟］將澤瀉先煎水去渣，以此水同煮赤小豆（即紅豆）、山楂、大棗，使其煮成粥。

［用法］食此粥，每日 1 次。

［功效］健脾利水，消肥減瘦。

■ 荷葉粥

［食材］荷葉、茯苓各 10 克，粳米 20 克。

［步驟］先將茯苓磨粉備用。再將荷葉洗淨，去掉背面的毛，放入鍋中，加水 600 毫升，煮 5 分鐘後，取出荷葉，加入淘淨的粳米，大火煮開後，再用文火煮 20 分鐘，再加入茯苓粉，大火煮沸後停火，加蓋燜 5 分鐘即成。

［用法］可作早晚餐食用，或暑月任意飲食。

［功效］清熱解暑，健脾利溼，安神，減肥。

■ 冬瓜粥

［食材］新鮮冬瓜 100 克（或用乾冬瓜子 15 克，鮮冬瓜子 30 克），粳米 50 克。

［步驟］先將冬瓜洗淨，切成小塊，入鍋，與淘淨的粳米同煮成稀粥。或先用冬瓜子，加水適量，煎煮，至汁濃時，去渣取汁，把藥

汁加入淘淨的粳米中同煮為稀粥。粥內不加鹽。

[用法] 每日 2 次，可作早晚餐服食。

[功效] 清熱解毒，補中益氣，利水減肥。

■ 玉米鬚茶

[食材] 鮮玉米鬚適量。

[步驟] 將鮮玉米鬚收集後陰乾，研成末備用。

[用法] 每天用玉米鬚 5 ～ 10 克，用沸水浸泡片刻，即可飲用，邊飲邊兌入白開水，但不要放糖，待沖入 2 ～ 3 次開水後，即一次飲完。

[功效] 利尿輕身。適用於肥胖症及膽固醇較高者。

■ 菊銀山楂茶

[食材] 菊花、山楂、金銀花各 10 克。

[步驟] 先將山楂切成碎片。再把三味加入杯中，用沸水沖泡即成。

[用法] 每日 1 劑，代茶飲用。

[功效] 減肥輕身，清涼降壓，消脂化瘀。

■ 冬瓜香菇消脂菜

[食材] 冬瓜 250 克，泡發香菇 50 克。

[步驟] 將冬瓜去皮洗淨，切成小方塊；香菇去蒂，切成塊。鍋中加油燒熱，倒入冬瓜、香菇及泡香菇水，燜燒數分鐘，加食鹽、味精各適量，調味至熟即可。

[用法] 佐餐食用。

[功效] 補脾利腎，適用於脾虛水腫及身體肥胖等症。

■ 山楂黃耆湯

[食材]　生山楂、黃耆、萊菔子、肉蓯蓉各 30 克，何首烏、澤瀉各 20 克，白朮各 15 克。

[步驟]　上述各藥同時放入器皿中，加水煎煮。

[用法]　每於飯前喝藥湯一碗，然後吃飯，每日 1 劑，連服 2 個月以上。

[功效]　益氣補血，溫陽利水，消脂減肥。適宜於高血脂、內分泌紊亂的肥胖症，但應堅持服用。

■ 黃雌雞

[食材]　黃母雞 1 隻，草果 6 克，赤小豆 30 克，鹽、味精、生薑、蔥各適量。

[步驟]　先將黃母雞宰殺後，去毛、內臟，洗淨，切塊。把赤小豆淘淨，放入砂鍋內，再放進草果雞肉，加水適量，加入薑片、蔥、鹽用大火燒沸，再用文火燉熬至雞肉、赤小豆爛熟時止，加入味精，即可食用。

[用法]　可佐餐常食。

[功效]　補益五臟，添髓補精，利水減肥。

■ 赤小豆粥

[食材]　赤小豆適量，粳米 100 克。

[步驟]　先將赤小豆浸泡半天，淘淨，入鍋，加入淘淨的粳米，加水適量，同煮為粥，待豆米俱爛熟時即可。

[用法]　每日 1 ～ 2 次，可作早晚餐服食。常溫服有效。

[功效] 健脾益胃，利水消腫，減肥。

■ 清官仙藥茶

[食材] 紫蘇葉、石菖蒲、澤瀉、山楂各等分，好茶葉適量。

[步驟] 先將山楂、澤瀉切成細絲，紫蘇葉，石菖蒲搗碎，加入茶葉備用。每次取 20 克，入杯，沸水沖泡，加蓋稍燜即可。

[用法] 每日 1 劑，代茶飲用。常用有效。

[功效] 消脂減肥，消食化積，降壓延年。

■ 柿葉茶

[食材] 柿葉、蜂蜜各適量。

[步驟] 將柿葉洗淨，入沸水中略焯，瀝乾水分，然後風乾粉碎備用。

[用法] 每次取柿葉末 3 克，用沸水沖泡，水量可為 250 毫升。待冷卻後，出柿葉液，調入蜂蜜攪勻，即可飲用。每天 1 劑，連續使用。

[功效] 本方有減肥、軟化血管、降低膽固醇之功。適用於肥胖症、冠心病、高血壓病。

延年益壽藥膳方

■ 何首烏黃雞蛋

[食材] 制首烏 30 克，蛋 2 顆，蔥、生薑、黃酒、食鹽、味精、豬油各適量。

[步驟] 先用適量水將何首烏浸泡，然後將蛋、首烏及水同入鍋中，再添加適量水和調味料，用大火煮沸後，改用小火煮至蛋熟，取出

蛋，去外殼，再放入鍋中煮幾分鐘，放入味精即可。

[用法] 吃蛋喝湯，每日 1 劑。

[功效] 補肝腎，益精血。適用於因肝腎不足，陰虛血虧所致的頭昏眼花、鬚髮早白。對於虛不受補及未老先衰者，尤為適宜。

■ 黨參當歸燉母雞

[食材] 黨參 30 克，當歸 10 克，母雞 1 隻，蔥、薑、料酒、食鹽各適量。

[步驟] 洗淨母雞內臟，把上述各藥及調料放入雞腹內，用小火煨燉，至熟爛即可。

[用法] 可佐餐，也可單獨食肉喝湯，分餐食用。

[功效] 補氣養血。適用於久病體虛所致的面黃肌瘦，食少倦怠，頭昏頭痛等症。

■ 炒鵪鶉

[食材] 鵪鶉 2 隻，蘿蔔 200 克，菜籽油、生薑、蔥、醋、食鹽、料酒、味精各適量。

[步驟] 將鵪鶉去毛和內臟，洗淨血水，把它切成長、寬各 1.6 公分的塊；蘿蔔切成長 3.3 公分、寬 1.6 公分的塊，備用。將鍋置武火上，放上菜籽油燒沸，將鵪鶉塊下鍋，用鍋鏟反覆翻炒至肉變色，再將蘿蔔放入混炒，然後放入蔥、生薑末、料酒、醋、鹽，加水少許，煮數分鐘，待鵪鶉肉熟即成。

[用法] 食用時，可加入味精佐餐。

[功效] 補腎氣，壯腰膝，強身體。適用於腎虛腰痛及各種虛弱症。

■ 枸杞腰花

[食材] 枸杞子 6 克，豬腰子 250 克，竹筍 5 克，泡發冬菇 5 克，油菜 5 克，醬油、米醋、紹酒、麻油、味精、蔥、薑末、蒜片、溼澱粉、大豆油、雞湯各適量。

[步驟] 先將豬腰洗淨，從中間片開，切成長方塊。竹筍、油菜洗淨，切成片。冬菇洗淨切成兩半。用醬油、雞湯、紹酒、麻油、味精、溼澱粉兌成汁水。鍋內加菜籽油，燒至六成熟時，把腰花放入油鍋內滑熟，出鍋，瀝油。鍋內放油燒熱時，把竹筍、冬菇、油菜、蔥、薑、蒜、枸杞子煸炒片刻，再放入滑好的腰花，烹上醋，倒入兌好的汁水，翻炒一下，淋上麻油，出鍋裝盤即成。

[用法] 可佐餐食用。

[功效] 滋補肝腎，生精養血，滋陰明目。

■ 蓯蓉雞粥

[食材] 母雞半隻，肉蓯蓉 5 克，鮮山藥 25 克，茯苓 10 克，粳米 250 克。

[步驟] 先將肉蓯蓉，茯苓入砂鍋加水適量，煎至汁濃時去渣取汁。再將雞去毛去肚腸洗淨，入鍋，加水適量煮熟，取出去雞骨。山藥洗淨切碎末。將雞汁、雞肉、山藥末、藥汁及淘淨的粳米同煮成粥。

[用法] 每日 1 ～ 2 次，早晚空腹食。

[功效] 補中益氣，補腎助陽，養五臟，補氣血。

■ 枸杞煮黑豆

[食材] 黑大豆 30 克，枸杞子 15 克。

[步驟] 去掉上述二物中的雜質，洗淨入鍋，加適量清水，用小火

燉煮至熟即可。

[用法] 每天 1 劑，頓服或分食服。

[功效] 補肝益腎，健脾利溼。適用於更年期肝腎不足所致的頭昏目暗，全身浮腫等症。長服可抗衰延年。

■ 人參枸杞地黃酒

[食材] 人參 5 克，枸杞子 90 克，熟地黃 25 克，冰糖 100 克，白酒 2,500 克。

[步驟] 將人參蘆頭去掉，烘軟切片；枸杞子除去雜質，洗淨，瀝乾水分。將人參、枸杞子、熟地黃同放入潔淨的紗布袋中，紮緊口。把藥放入酒中，密封浸泡 15 天後，濾去藥渣；將冰糖放入鍋中，加適量水加熱溶化，煮沸至微黃時，趁熱過濾去渣，待晾涼後，加入酒中，攪勻。放置一段時間後，可取上層清酒飲服。

[用法] 每日 2 次，每次 15 毫升。

[功效] 益氣養血，滋肝補腎。適用於體質虛弱，頭暈目眩，腰膝酸軟等症。少量常飲，可強身健體，延年益壽。

■ 地黃甜雞

[食材] 生地黃 250 克，桂圓肉 30 克，紅棗 5 枚，母雞 1 隻，飴糖 250 克。

[步驟] 先將雞宰殺後，淨毛，去翅尖，洗淨，由背部頸骨剖至尾部，去內臟，去爪，洗淨血水，放入沸水鍋中稍煮片刻，取出。生地黃洗淨，切成 0.5 公分見方的顆粒。桂圓肉撕碎，紅棗去核，與生地黃混合均勻，再加入飴糖調勻，一起塞入雞腹內。把雞腹部向下，放入瓷罐或沙罐中，把去核洗淨的紅棗，放入罐子內，灌入米

湯汁，封好罐口，上籠用旺火蒸 2～3 小時，待雞熟爛時取出，嘗甜味程度，再加適量白糖調味即可。

[用法] 可佐餐用，亦可作早晚點心食用。

[功效] 滋補五臟，補精添髓，養血安神。

■ 參苓地黃蜜膏

[食材] 人參 120 克，白茯苓 250 克，鮮生地 800 克，白蜜 500 克。

[步驟] 將人參、白茯苓粉碎為細末，鮮生地搗爛取汁，然後將 4 藥合併拌勻，放入罐中用潔淨白紙封閉 20 層，隔水用小火蒸 3 天 3 夜，將罐取出，改用蠟紙封口，入水浸後取出，再放鍋內燉熬 24 小時即可。

[用法] 每日晨空腹服食，每次 1 湯匙。

[功效] 補氣養血，滋陰填精。可作中老年人常用的保健滋補品。

■ 黃精炒鱔絲

[食材] 黃精 6 克，黃鱔肉 50 克，筍 30 克，紹酒、薑、蔥、大豆油、鹽各適量。

[步驟] 先將黃精洗淨，切片。黃鱔洗淨切絲。筍洗淨，切絲。薑洗淨切片。蔥洗淨切成段。鍋中油燒成七成熟時，加入薑、蔥、鱔魚、紹酒、醬油、鹽、黃精、筍，炒至鱔魚斷生時即成。

[用法] 可佐餐食用。

[功效] 補虛損，強筋骨，補脾肺，益氣血，延年益壽。

■ 羊肉人參黃耆粥

[食材] 羊肉 100 克，人參、黃耆各 10 克，白茯苓 15 克，大棗 5 枚，

粳米 100 克。

[步驟]　將羊肉洗淨切塊；大棗洗淨去核；人參、黃耆、茯苓用紗布袋裝好，紮緊袋口。將羊肉，大棗和藥袋同入砂鍋，加水適量，用武火煮沸後，去沫，改用文火慢慢燉煮。30 分鐘後，取出藥袋，放入粳米，繼續煮至粥熟。

[用法]　每日 1 劑，分次溫食。食用 3 天後，停服 5 天，如此循環。

[功效]　益氣養血，補肺暖中。為老年人保健食品。

■ 牛奶麻油芝麻膏

[食材]　鮮牛奶、麻油、芝麻、冰糖、蜂蜜、胡桃仁各 120 克，大小茴香各 12 克。

[步驟]　將芝麻、胡桃仁、大小茴香研成末，加入牛奶、蜂蜜，放小火上燉 2 小時左右，使其成為膏狀，冷後裝瓶備用。

[用法]　每日 2 次，每次 1 湯匙。

[功效]　滋陰養血，寧心安神，補肝益腎。適用於陰血不足、血不養心所致的心悸、失眠、神經衰弱等症，有防衰延年之效。

■ 黃精粥

[食材]　黃精 15 ～ 30 克（或用鮮黃精 30 ～ 60 克），粳米 100 克，冰糖適量。

[步驟]　先將黃精入鍋（鮮黃精宜洗淨），加水適量，煮取濃汁，去渣取汁。將藥汁加入盛淘淨的粳米的鍋中，加水適量煮粥，粥將成時，加入冰糖，煮 1 ～ 2 沸停火即可。

[用法]　每日 1 ～ 2 次，溫服。可作早晚餐服用，亦可作點心溫服。

3～5天為一療程。

[功效] 補中益氣，滋潤心肺，強筋壯骨。

第九章　內科疾病食療藥膳

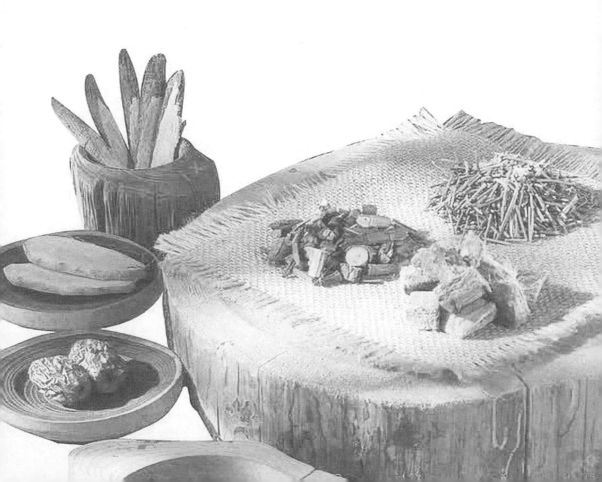

感冒

感冒（俗稱「傷風」）是由多種病毒和細菌所引起的常見外感疾病，大體上分為風寒感冒和風熱感冒兩大類。其症狀也各有不同：

1. 風寒型：怕冷較重，發熱較輕，鼻塞聲重或鼻癢噴嚏，流涕清稀，喉癢，咳嗽，痰多稀薄，頭痛無汗，肢體酸痛，口乾渴，舌苔薄白。治則宜辛溫解表，發散風寒。

2. 風熱型：發熱較高，怕冷較輕，汗出不暢，鼻塞，流黃涕，咽癢痛，咳嗽，痰少而黃稠，口渴，四肢關節痛，小便短黃，舌尖邊略紅，舌苔薄白或微黃。治則宜辛涼解表，疏散風熱。

3. 暑溼型：四季均可發生，尤以夏季多見。其症狀為身熱，微噁心，汗少，肢體酸重，頭昏脹痛，咳嗽痰黏，鼻流濁涕，心煩，口渴或口中黏膩，渴不多飲，胸悶，噁心，小便短赤，舌苔薄黃而膩。治則宜清暑祛溼解表。

感冒常用的補益食療藥膳方有：

■ 香菜蔥白湯

［食材］香菜 15 克，蔥白 15 根，生薑 9 克。

［步驟］將香菜、蔥白、生薑洗淨，切碎，水煎，去渣取汁飲服。

［用法］每日 1 劑，連服 2 ～ 3 日。

［功效］疏散風寒，辛溫解表。適用於風寒型感冒。

■ 生薑紅糖湯

［食材］生薑 15 克，紅糖 50 克。

［步驟］ 將生薑去皮，洗淨切碎搗爛，加紅糖一併放入碗中，用沸水沖泡，蓋好，約 10 分鐘後，攪勻飲服。

［用法］ 每日 1 次，連服 2 ～ 3 次，飲後蓋上被子取汗。

［功效］ 辛溫解表，發散表邪。適用於風寒型感冒。

■ 薑蔥米醋粥

［食材］ 生薑 5 片，蔥白 3 根，米醋 15 毫升，粳米 50 克，紅糖 1 匙。

［步驟］ 將蔥切段，與薑一同用紗布包好，和淘淨的粳米加水同煮成粥，待粥成時，加入米醋和紅糖，再煮沸。

［用法］ 每日 3 次，連服 3 ～ 5 天。

［功效］ 適用於風寒型感冒。

■ 蔥白生薑湯

［食材］ 蔥白連根 15 克，生薑 10 克，生甘草 9 克，淡豆豉 15 克，蘿蔔 100 克，食鹽、大蒜、醬油、胡椒粉、味精各適量。

［步驟］ 將蔥白連根、生薑、生甘草洗淨，切碎，蘿蔔去皮切片，放鍋中加食油、食鹽、豆豉煸炒後，加入適量水煮湯，至熟後調味即成。

［用法］ 食蘿蔔飲湯。

［功效］ 辛溫解表，發散風寒。適用於風寒型感冒。

■ 銀菊飲

［食材］ 金銀花 6 克，菊花 9 克，山楂 5 克，蜂蜜 50 克，食用香精適量。

［步驟］ 先將金銀花洗淨；山楂洗淨拍破；菊花洗淨。三藥同時放入鍋內。加適量清水，用文火燒沸約 30 分鐘後，起鍋濾汁。再將蜂

蜜倒入乾淨鍋內，攪拌均勻，用紗布過濾去渣即成。

[用法]　每次 1 湯匙，日服 3 次，溫開水沖服。

[功效]　辛涼解表，清熱解毒。適用於風熱型感冒。

■ 薄荷粥

[食材]　鮮薄荷 30 克（乾品 15 克），粳米 50 ～ 100 克，冰糖適量。

[步驟]　先將薄荷洗淨，入鍋，加水適量煮煎至汁濃時停火，過濾取汁。再將淘淨的粳米入鍋煮粥，粥將熟時，加入薄荷汁和冰糖，再煮 1 ～ 2 沸即成。

[用法]　每日 1 次，可於午後涼服。

[功效]　清熱解毒，清利咽喉。適用於風熱型感冒。但秋、冬季不宜用，也不宜多食。

■ 香薷扁豆湯

[食材]　香薷 10 克，白扁豆 12 克，陳皮 6 克，荷葉 8 克，白糖適量。

[步驟]　將白扁豆炒黃搗碎，與香薷、陳皮、荷葉一同煎煮，煮沸 10 分鐘後過濾，去渣取汁，加入白糖調味。

[用法]　代茶隨時飲用。

[功效]　清暑益氣，祛溼解表。適用於暑溼型感冒。

■ 藿佩飲

[食材]　扁豆花 9 克，藿香 9 克，佩蘭 9 克，金銀花 9 克，白糖適量。

[步驟]　將上述四味藥入砂鍋中，加水適量，煮沸後再煎 15 分鐘停火，去渣取汁，加入白糖。

［用法］每日 1 劑，連服 3 ～ 5 天。

［功效］清暑祛溼，解表益氣。適用於暑溼型感冒。

■ 扁豆花粥

［食材］白扁豆花 15 克，粳米 100 克，蘆根 12 克，白糖適量。

［步驟］將白扁豆花、蘆根洗淨，切碎，加適量水煎煮，煮沸 5 分鐘後，過濾去渣取汁；粳米洗淨入鍋，加水適量煮成稀粥，至粥熟後，倒入藥汁，加入白糖調味，再煮片刻即可。

［用法］每日 1 劑，分 2 次食用。連續服食 2 ～ 3 日。

［功效］清熱化溼，解暑生津。適用於暑溼型感冒。

■ 荷葉粥

［食材］鮮荷葉 1 張，粳米 100 克，冰糖適量。

［步驟］將鮮荷葉洗淨，切成塊，放入鍋內，加水適量，用武火燒沸後移至文火上煎煮 10 ～ 15 分鐘，然後過濾，去渣取汁備用。粳米洗淨入鍋，加入荷葉汁、冰糖和適量水，熬煮成粥，至熟即成。

［用法］佐餐食用。

［功效］清暑祛溼，益氣解表。適用於暑溼型感冒。

急性支氣管炎

急性支氣管炎是常見的呼吸系統疾病，是由病毒、細菌的感染，物理、化學的刺激，以及過敏等因素所引起的氣管和支氣管黏膜的炎症。多發於冬春兩季，常由上呼吸道感染、鼻炎、流感等病毒或細菌向下蔓延而引起，以咳嗽、咳痰為主要臨床表現。病癒後支氣管黏膜結構可以

完全恢復正常。常用的補益食療藥膳方有：

■ 絲瓜花茶

[食材] 絲瓜花 10 克，蜂蜜適量。

[步驟] 將洗淨的絲瓜花放入瓷杯中，沸水浸泡，蓋緊杯蓋，10 分鐘後，再調入蜂蜜。

[用法] 每日 3 ～ 5 次，趁熱頓服。

[功效] 清熱化痰，涼血解毒。適用於風熱咳嗽型。

■ 杏蘇陳皮粥

[食材] 杏仁 10 克，蘇葉 9 克，陳皮 8 克，粳米 60 克。

[步驟] 將杏仁、蘇葉、陳皮三藥加適量水，入鍋內一同煮，燒沸後約 5 分鐘，過濾去渣取汁；粳米洗淨後放入鍋內，加適量水煮為稀粥，至粥熟後，倒入藥汁，再煮 5 分鐘即可。

[用法] 溫熱服食，每日 1 劑，分 2 次食完。

[功效] 疏散風寒，止咳化痰。

■ 生薑粥

[食材] 鮮生薑 12 克，大棗 5 枚，糯米 200 克。

[步驟] 將生薑洗淨，切成碎末；大棗洗淨，去核；糯米洗淨。以上三物同放入鍋內，加適量清水煮粥，先用武火煮沸，再改用文火煮至粥熟即可。

[用法] 溫熱服食，每日1劑，分2次食完，連食2～3日為一療程。

[功效] 散寒解表，宣肺止咳。

■ 杏仁豬肺湯

[食材] 杏仁 30 克，生薑 15 克，豬肺 1 個，食油、食鹽、醬油、胡椒粉各適量。

[步驟] 先將豬肺洗淨，切成塊；生薑切成片。砂鍋中放少許食油，待油燒熱後把豬肺放入翻炒，加入杏仁、生薑、食鹽、醬油等，置小火上煨燉，至熟後即可服食。

[用法] 可佐餐食用，食肺飲湯。

[功效] 宣肺止咳，散寒解表。

■ 生薑茶

[食材] 生薑 10 克，食糖 30 克。

[步驟] 將生薑洗淨切絲，放入瓷杯中，用沸水沖泡，蓋蓋溫浸 10 分鐘，加入食糖即可。

[用法] 代茶服用。

[功效] 疏散風寒，化痰止咳，適用於風寒型急性支氣管炎。

■ 麻杏止咳粥

[食材] 麻黃 9 克，杏仁 10 克，甘草 5 克，粳米 100 克，紅糖適量。

[步驟] 將麻黃、杏仁、甘草加適量水煎煮，煮沸約 5 分鐘後，過濾去渣取汁備用。粳米洗淨，加適量水煮為稀粥，至粥熟後，倒入藥汁，加入紅糖，再稍煮片刻即可。

[用法] 趁熱服食，每日 1 劑，分 2 次食完。連服 2 ～ 3 日。

[功效] 疏風散寒，宣肺止咳。

■ 杏梨湯

[食材] 杏仁 10 克，鴨梨 1 個，冰糖適量。

[步驟] 將杏仁用濁水泡後去皮尖；鴨梨去皮、核，切成片；冰糖捶成小塊，一同放入鍋內，加清水適量，用大火燒沸後，改用小火煮 20 分鐘即可。

[用法] 食梨飲汁。每日 1 劑，分 2 次食完，連服 2 ～ 3 日。

[功效] 清熱生津，宣肺止咳。

■ 糖醋大蒜

[食材] 大蒜適量，紅糖 150 克，醋 500 克。

[步驟] 先將紅糖放入醋中攪溶，再將大蒜浸泡在糖汁中，浸泡 15 天即可。

[用法] 每天早晨空腹吃糖醋大蒜 1 ～ 2 瓣，並喝一點糖醋汁，連服 10 ～ 15 天。

[功效] 止咳平喘，解毒散瘀。

慢性支氣管炎

慢性支氣管炎是指氣管、支氣管黏膜及其周圍組織的慢性非特異性炎症。主要表現是咳嗽、咳痰、或伴有喘息（哮喘），常在寒冷季節反覆發作，嚴重的常伴有肺氣腫、肺心病。本病多見於 40 歲以上的人。中醫學的「咳嗽」、「痰症」、「喘症」可包含本病。常用的補益食療藥膳方有：

■ 蜜餞柚肉

[食材] 鮮柚肉 500 克，蜂蜜 250 克，白酒適量。

[步驟] 將鮮柚肉去核切塊，放入瓷罐中，加入白酒，加蓋密封，浸泡 1 夜。次日將柚肉倒入鍋中煎熬，熬至黏稠，加入蜂蜜，攪拌均勻即成。待晾冷後裝入瓷罐備用。

[用法] 常食，每日 3 次，每次 3 克。

[功效] 適用於痰溼漬肺型。

■ 銀杏膏

[食材] 陳細茶 120 克，白果肉 120 克，核桃肉 120 克，蜂蜜 250 克，生薑汁 150 毫升。

[步驟] 將核桃肉、白果肉搗爛，陳細茶研為細末，上述五味藥同入鍋內，熬煉成膏。

[用法] 每日 3 次，每次 15 克，可常食。

[功效] 養胃化痰，止咳下氣，補肺潤燥。

■ 薑豉飴糖

[食材] 乾薑 30 克，淡豆豉 15 克，食糖 250 克。

[步驟] 將乾薑、淡豆豉放入鍋內，加適量水煎煮，連取 2 次煎汁合併，以小火煎煮濃縮，至煎液較濃稠時加食糖拌勻，再繼續煎至用鍋鏟挑起即成絲狀而不黏手，停火並趁熱攪拌，使糖混勻，再趁熱將糖倒在表面塗過食用油的瓷盤中，待稍冷，將糖製成塊狀。

[用法] 每日 2 ～ 3 次，每次食 5 克。

[功效] 溫化寒痰，止咳潤肺。適用於虛寒體質、寒痰型的患者服用。

■ 杏仁桔紅粥

[食材] 桔紅 12 克，杏仁 9 克，粳米 100 克，生薑 6 克，紅糖適量。

[步驟] 將桔紅、杏仁、生薑 3 味中藥切碎入鍋，加適量水煎煮，燒沸約 5 分鐘後，過濾去渣取汁備用；粳米洗淨，加適量水煎煮成粥，待粥熟後，倒入藥汁、紅糖，再稍煮片刻即可。

[用法] 每日 1 劑，分 2 次食用。連服 2 ～ 3 日。

[功效] 化痰止咳，宣散寒邪。

■ 鴨梨膏

[食材] 鴨梨 1,500 克，蜂蜜適量，生薑 250 克。

[步驟] 將梨洗淨去核，切碎，以潔淨紗布絞汁；再把鮮生薑切絲，用紗布包絞取汁；先將梨汁放在鍋中，以武火煎熬後，改用文火煎熬濃縮，至稠黏如膏時，加入等量的蜂蜜及薑汁，繼續加熱至沸，停火待涼，裝瓶備用。

[用法] 每日 1 湯匙，用沸水沖化，代茶食用，不拘次數。

[功效] 潤肺止咳，清熱化痰。

■ 蔗漿粥

[食材] 甘蔗 500 ～ 1,000 克，粳米 50 克。

[步驟] 將甘蔗搗汁，再煮粳米至粥稠，然後加入蔗汁攪勻。

[用法] 可隨意食用。

[功效] 清熱潤燥，止渴生津。

■ 四白清蒸鳳

[食材] 百合 50 克，白芥子 30 克，白果 20 粒，三七粉 5 克，白鴨 1 隻，胡椒、生薑、陳皮各適量。

[步驟] 將鴨去毛及內臟洗淨，切成小塊，與三七粉攪拌均勻，白芥子、白果用二層紗布包好，細線紮牢，各藥合併燉煮，內熟為止。

[用法] 吃肉飲湯。可佐餐食用。

[功效] 補虛扶正，斂肺益氣，止咳化痰。

■ 紫河車湯

[食材] 紫河車（胎盤）1 個，補骨脂 15 克，山藥 30 克，紅棗 10 枚，生薑 15 克。

[步驟] 將紫河車洗淨，用鹽搓揉後，放入開水中燙煮片刻，再用冷水漂洗幾次，切成片，用香油稍炒一下，加入料酒再炒，放入砂鍋內加水適量。補骨脂用布包好，與山藥、大棗、生薑同時燉至爛熟後調味。

[用法] 飲湯食胎盤，每日 1 ～ 2 次，連服 10 次。

[功效] 扶正補虛，可預防氣管炎發作。

■ 陳皮杏仁湯

[食材] 廣陳皮 10 克，苦杏仁 10 克，桔梗 9 克，老絲瓜 12 克，白糖適量。

[步驟] 將陳皮洗淨切碎，苦杏仁去皮、尖；桔梗切成段；老絲瓜洗淨切塊，同放入砂鍋中，加適量水，煮沸 20 分鐘後，過濾去渣取汁，加入白糖，再煮片刻即可。

[用法] 溫熱食用。每日 1 劑，分 3 次服完，連服 2 ～ 3 日。

[功效] 散寒理氣，宣肺止咳。

■ 蘿蔔豬肺湯

[食材]　大白蘿蔔 500 克，苦杏仁 15 克，廣陳皮 12 克，生薑 10 克，豬肺 250 克，食鹽、大蒜、醬油、胡椒粉、蔥段、味精各適量。

[步驟]　將大白蘿蔔洗淨、去皮，切成片；豬肺洗淨，切成塊，用沸水略燙，燙去血水；苦杏仁去皮和尖，廣陳皮、生薑洗淨切碎；先將豬肺、蘿蔔同放鍋中，用食油、食鹽、醬油煸炒後，放入鍋內用水煨燉，然後加入杏仁、陳皮、生薑用小火煨燉，將熟時，加入調味品，煨至熟爛時即可食用。

[用法]　可佐餐食用，也可單獨食用。

[功效]　清熱宣肺，化痰止咳。

■ 銀貝雪梨湯

[食材]　金銀花 15 克，川貝母 12 克，雪梨 100 克，白糖適量。

[步驟]　將雪梨洗淨，去皮、核，切成片；川貝母打碎，與金銀花、白糖一同放入碗內，放入鍋隔水燉熟即可。

[用法] 溫熱服食，食雪梨喝湯。每日 1 劑，分 2 次食完，連服 3 ～ 5 日。

[功效]　化痰止咳，清熱生津。

■ 紅皮蘇蔔飲

[食材]　紅皮辣蘿蔔 1 隻，食糖適量。

[步驟]　將紅皮辣蘿蔔洗淨不去皮，切成薄片，放入碗中，上面放食糖 3 ～ 5 湯匙，擱置一夜，溶出蘿蔔糖水即成。

[用法]　以蘿蔔糖水代茶，隨意飲服，不拘次數。

[功效]　止咳化痰。

肺結核

肺結核是由結核桿菌所引起的慢性傳染性疾病,中醫稱之為「肺癆」。此病是一種消耗性疾病,故病程較長。它是由於身體抵抗力弱,感染結核桿菌後發病。肺結核一般有疲乏、消瘦、盜汗、胃口不好、下午發熱、面頰潮紅等全身症狀,並伴有咳、咯痰、咯血、胸痛、氣急等。肺結核的類型有多種,各種類型的肺結核均可採用補益食療法進行治療,常用的補益食療藥膳方有:

■ 鮮竹瀝梨膏

[食材] 黃梨 100 個,鮮竹葉 100 片,6 公分長的鮮蘆根 30 支,桔紅 10 克,荸薺 50 個,鮮竹瀝 30 毫升。

[步驟] 黃梨、荸薺、鮮蘆根搗爛取汁,鮮竹葉、桔紅煎汁,加鮮竹瀝慢火煎熬濃縮即可。

[用法] 每天 3 次,每次服 20 毫升。

[功效] 清熱滋陰,潤肺止咳。適用於陰虛型肺結核。

■ 鴨梨白蘿蔔膏

[食材] 鴨梨、白蘿蔔各 1,000 克,生薑、蜂蜜、煉乳各 250 克。

[步驟] 鴨梨去核,和白蘿蔔一同放入臼中搗爛如泥,以紗布包絞取汁,將汁放入鍋中,先以武火,後用文火煎熬濃縮如膏狀時,加入已搗好的生薑汁、煉乳、蜂蜜攪勻,繼續加熱至沸,離火待涼裝瓶。

[用法] 每次 1 湯匙,用開水沖化服用,或加黃酒少許頓服,每日 3 次。

[功效] 適宜於浸潤型肺結核。

■ 蘋果蜂蜜飲

[食材]　蘋果 500 克，蜂蜜適量，枸杞葉 100 克，紅蘿蔔 300 克。

[步驟]　將蘋果洗淨，去皮、核；紅蘿蔔洗淨，刮去皮；新鮮枸杞葉洗淨，將上述三物一同放入果汁機內絞取汁液，再加冷開水與蜂蜜適量調味即成。

[用法]　每日 3 次，每次 30 克，連服 5 劑。

[功效]　補肺滋陰，清熱止咳。

■ 川貝雪梨煲豬肺

[食材]　川貝母 10 克，雪梨 2 個，豬肺約 250 克，冰糖適量。

[步驟]　將豬肺切塊，用手擠去泡沫。雪梨去皮，切塊，與豬肺、川貝一起放入砂鍋內，清水適量，慢火熬煮 2 小時，加入冰糖煮溶化後即可。

[用法]　每日 1 劑，分 2 次趁熱服食，連服 7 天。

[功效]　滋陰潤燥，化痰止咳。適用於陰虛肺燥、潮熱、盜汗、痰黃而稠、或乾咳無痰、口乾咽燥等症。

■ 蘿蔔雪梨藕節豬肺湯

[食材]　豬肺 1 副，白蘿蔔 500 克，雪梨 3 個，藕節 5 個。

[步驟]　把蘿蔔洗淨削皮切小塊，雪梨洗淨去皮亦切成同樣大小的塊形，藕節洗淨後去皮切成片狀，與洗淨的豬肺塊一同入砂鍋中，加清水適量，用文火煮熟後喝湯。

[用法]　隔日 1 劑，分多次服食，連服 10 天。

[功效] 補虛，生津，止咳化痰。

■ 龜板膏

[食材] 龜板 500 克，鹿角 250 克，冰糖 1,000 克。

[步驟] 將龜板砸碎，鹿角鋸片，加水煎煮，前後 3 次濾取藥汁，合併後濾液。先用武火煎熬，後用文火煎熬，濃縮至 500 毫升左右，加入溶化的冰糖，收膏、冷卻。

[用法] 每日 3 次，每次 2 匙，開水沖服。

[功效] 適用於浸潤型肺結核。

■ 豬肺花生米湯

[食材] 豬肺 500 克，花生 100 克，黃酒 10 克，生薑 12 克，食鹽、大蒜、醬油、蔥段、味精各適量。

[步驟] 將豬肺洗淨，放沸水中燙去血水，切成塊備用。生薑洗淨，切成片，與花生米、食鹽一併放入砂鍋中，加水適量，先用大火燒沸，再改用小火慢煮，至熟爛後，加入調味品調味即成。

[用法] 每日 1 劑，分 3 次食完，連服 5 ～ 7 劑。

[功效] 補肺生津，潤肺止咳。

■ 羊膽丸

[食材] 羊膽 6 只，白糖 200 克。

[步驟] 將羊膽洗淨，倒出膽汁，放砂鍋內，置火上用文火煎熬，待膽汁熬成浸膏狀時，加入白糖攪勻，再煮沸後退火，冷卻後做成 1 克左右的藥丸。

[用法] 每日服 2 次，每次 2 ～ 3 克，連服 3 個月為一個療程。

[功效] 滋陰清熱，清肺降火。

■ 銀耳羹

[食材] 銀耳 6 克，蛋 1 顆，冰糖 50 克。

[步驟] 先將銀耳用溫開水浸泡，待發透，去頭蒂、雜質，用手分成小塊，入砂鍋加適量水，武火煮沸後，加入冰糖，文火煮爛熟。然後將蛋打破，倒入碗內調拌後倒入銀耳羹中攪勻煮沸即成。

[用法] 每日 1 劑，趁熱服食，連服 15 天。

[功效] 滋陰潤肺，益胃生津。

■ 海參粥

[食材] 泡發海參 50 克，梗米 100 克，鹽適量。

[步驟] 將泡發海參洗淨，切成片。梗米洗淨入鍋，加水適量，煮沸。將海參加入煮成稀粥，放入鹽，攪勻即可。

[用法] 每日 1 劑，早晨空腹服食，連服 3 ～ 5 天。

[功效] 滋陰補血、潤燥。

■ 糖醋杏仁蒜

[食材] 紫皮大蒜頭 250 克，甜杏仁 50 克，白糖 100 克，食鹽 10 克，醋 250 克。

[步驟] 先將大蒜頭去皮，用鹽醃 24 小時，甜杏仁去衣，打碎成泥，將大蒜頭濾去鹽水，與杏仁一起浸泡於糖醋汁中，浸泡 15 天即可食用。

[用法] 佐餐食用。每次 3 ～ 5 瓣。

[功效] 健脾開胃，溫肺順氣，滅菌解毒，化痰止咳。

■ 麥冬貝母粥

[食材] 麥門冬 10 克，川貝母 12 克，百合 30 克，粳米 100 克，冰糖適量。

[步驟] 將麥門冬，川貝母、百合加水適量，煎煮沸約 30 分鐘後，過濾去渣取汁備用；粳米洗淨，加水適量煮粥，先用武火煮沸後，再改用文火慢煮，至粥熟後，倒入藥汁與冰糖，再煮片刻即成。

[用法] 溫熱服食。每日 1 劑，分 2 次食完，連服 5 ～ 7 劑。

[功效] 養陰清熱，潤肺止咳。

支氣管哮喘

支氣管哮喘是以支氣管平滑肌痙攣為主的變態反應性疾病，多發於秋冬季節。主要症狀為呼吸困難、哮喘、咳嗽、咯痰，發作時特徵是：端坐呼吸，兩手前撐，兩肩聳起，額頭出冷汗，口唇青紫，表情痛苦，持續數小時甚至數日後緩解。本病屬中醫「哮證」範圍，藥膳治療重在發作後的緩解期。常用的補益食療藥膳方有：

■ 雞蛋蘿蔔湯

[食材] 紅皮蘿蔔數個，蛋數個。

[步驟] 將帶纓的粉紅色皮、白心的蘿蔔垂直切開，兩側用勺挖成凹狀坑，再放入生蛋 1 個，大頭朝上，再將蘿蔔對上，用線繩捆緊（不要把蛋擠碎），把蘿蔔種在花盆內。適當澆水，保暖，晒太陽，

使蘿蔔成活，長出新葉。待數九過後，即 81 日後，取出蘿蔔，洗淨泥土，切開取出蛋，將蘿蔔切片，先把蘿蔔加水適量煮熟，再將蛋打入湯中（蛋已散解，但不臭，若蛋已臭，則不用），待熟，不加鹽。

[用法] 分頓食用。

[功效] 行氣化痰，清熱平喘。

■ 麻黃杏仁豆腐湯

[食材] 炙麻黃 6 克，杏仁 10 克，豆腐 100 克。

[步驟] 將麻黃、杏仁共裝入布袋，和豆腐一起放入砂鍋內，煎煮 1 小時，取出布袋不用。

[用法] 飲湯，每日 1 劑，分早晚 2 次服。

[功效] 溫肺平喘，宣肺化痰。

■ 白果蜂蜜飲

[食材] 白果 7 枚，蜂蜜 1 匙。

[步驟] 將新鮮白果去果皮和果心，放於碗中搗爛如泥，沸水沖和，調入蜂蜜即可。

[用法] 上述藥僅為 1 次用量，每日服 1 次，連續服 5 天為一療程。

[功效] 適用於哮喘虛症。

■ 麻薑甘草粥

[食材] 麻黃 6 克，乾薑 5 克，甘草 3 克，蔥白 3 克，粳米 100 克。

[步驟] 將麻黃、乾薑、甘草、蔥白加水煎煮，煮沸約 10 分鐘後，過濾去渣取汁備用。粳米洗淨，加適量水煮粥，用文火煮至粥熟

後，倒入藥汁和紅糖，再稍煮即可。

[用法] 每日 1 劑，分 2 次食完，連服 5 ～ 7 日。

[功效] 散寒解表，化痰平喘，溫肺化飲。

■ 黃芩豬肺湯

[食材] 酒黃芩 15 克，蘇子 6 克，生薑 10 克，豬肺 500 克，食鹽、大蒜、蔥段、醬油、味精各適量。

[步驟] 將豬肺洗淨，放入沸水中汆去血水，切成塊備用。酒黃芩、蘇子、生薑用布包好，一同放入砂鍋中燉煮，至熟爛後，加入調味品即成。

[用法] 食豬肺飲湯。每日 1 劑，分 3 次服完。

[功效] 清熱宣肺，化痰止咳，平喘。

■ 川貝牛肺湯

[食材] 川貝母 12 克，鮮蘆根 50 克，牛肺 500 克，生薑 10 克，食鹽、大蒜、醬油、蔥段、胡椒粉、味精各適量。

[步驟] 將牛肺洗淨，放入沸水燙過，燙去血水，切成小塊備用。鮮蘆根洗淨，切碎，生薑切成片；大蒜切碎；鍋中放入食油，牛肺塊、生薑、食鹽一同煸炒，然後加入適量清水，鮮蘆根煎煮，用武火燒沸後，改用文火慢燉，至熟爛後加入調味品即成。

[用法] 每日 1 劑，分 3 次服完。5 ～ 7 日為 1 療程。

[功效] 化痰平喘，清熱宣肺。

■ 子雞蒸黃耆

[食材] 母童子雞 1 隻（約 500 克），黃耆 20 克，生薑 12 克，花椒

2克，食鹽、蔥段、料酒、味精各適量。

[步驟] 將母童子雞宰殺後，去毛和腸雜，剁成塊，放入沸水中略燙，洗淨血沫，裝入盆內，加入食鹽、生薑（切成末）、料酒、花椒、蔥段等拌勻；黃耆用水浸泡後，切成片，納入雞塊中，一同放入盆內，上籠蒸至熟爛後取出，揀去蔥段、黃耆片後即可食用。

[用法] 每日1劑，分3次食完，連續服食3～5劑。

[功效] 益氣補虛、止咳平喘。

■ 豬肚杏仁醋方

[食材] 雄豬肚1個，杏仁150克，醋1,000克。

[步驟] 先將豬肚如常法洗淨，加入杏仁，線縫其口，再加醋和適量水，同煮至乾。

[用法] 先吃豬肚，再將杏仁放瓦上焙乾，撚去皮，分作2次服用。嬰幼兒及脾虛便溏者慎用。

[功效] 益肺養陰、止喘。

■ 白蘭花粥

[食材] 白蘭花4朵，糯米100克，蜂蜜適量，紅棗1枚。

[步驟] 採清晨含苞待放的白蘭花4朵，紅棗去核，切成絲。再把洗淨的糯米放進水鍋內，用大火燒沸後，改用小火煮至粥熟時，加入紅棗、蜂蜜、白蘭花，稍煮即可。

[用法] 每日早晨溫熱服食。

[功效] 化痰止咳、化濁平喘。

■ 竹筍粥

[食材] 熟冬筍 100 克，豬肉末 50 克，粳米 100 克，精鹽 5 克，味精、麻油、蔥薑末各適量。

[步驟] 先將熟冬筍切成細絲，鍋內放麻油燒熱，下入豬肉末煸炒片刻，加入冬筍絲、蔥薑末、精鹽、味精翻炒入味，盛入碗中備用。再將洗淨的粳米熬粥，待粥將熟時，加入碗中備料，稍煮即可。

[用法] 每日早晨溫熱服食。

[功效] 清熱祛痰、利水消腫。

■ 參蛤蟲草酒

[食材] 人參 30 克，冬蟲夏草 20 克，核桃仁 50 克，去頭足的蛤蚧 1 對，曲酒 2,000 毫升。

[步驟] 將人參、冬蟲夏草、核桃仁、蛤蚧放入乾淨的瓷壇中，倒入曲酒，加蓋密封，浸泡 20 日後即可開封，濾出上清液飲用。

[用法] 每日早、晚空服 10 ～ 20 毫升。連續服用 20 ～ 30 日。其藥渣可再加曲酒浸泡，至味淡為止。

[功效] 補益腎氣、納氣定喘、助陽祛寒。

■ 蕎麥糊

[食材] 蕎麥 200 克，白糖少許。

[步驟] 將蕎麥晒乾，磨成細粉狀，炒香，放鍋內，加入適量水，煮成稀糊狀，慢火煮至熟後，調入白糖即可。

[用法] 每日服 3 次，每次服食 1 小碗，連服 5 ～ 7 日。

[功效] 健脾益胃，降氣平喘。

■ 桑皮粥

[食材]　桑白皮 90 克，粳米 30 克，冰糖適量。

[步驟]　先將桑白皮煎取藥汁，再用藥汁煮粳米成粥，快熟時加入白糖稍煮即可。

[用法]　早、晚溫熱食用。

[功效]　瀉肺平喘、利水消腫。

■ 杏仁牛奶粥

[食材]　杏仁 10 克，桑白皮 10 克，生薑片 10 克，大棗 6 枚，牛奶 250 毫升，粳米 100 克。

[步驟]　杏仁用水浸泡去皮和尖，研細，入牛奶中攪和後，濾渣取汁備用。桑白皮、薑、大棗用水煎熬後，去渣取汁。將粳米洗淨，加適量清水，用文火煮粥，至粥熟時，加入牛奶、杏仁攪勻，再次煮沸即成。

[用法]　早、晚食用。

[功效]　清熱瀉肺、止咳化痰、平喘。

■ 冠心病

冠心病是冠狀動脈粥樣硬化性心臟病的簡稱，是中老年人的常見病、多發病。本病是因冠狀動脈粥樣硬化而產生管腔狹窄或閉塞，導致心肌缺氧而引起的心臟病。臨床表現以胸悶氣短，心前區常常突然發生疼痛或壓榨感，多伴有心慌出汗、心律不整、口唇色暗、面色蒼白、神情恐懼、胸悶憋氣、呼吸困難等症狀。發作時間一般持續 1 ～ 5 分鐘，發作停止後一如常人。藥膳療法對本病治療和康

復均有積極的作用，常用的補益食療藥膳方有：

■ 附子粥

[食材] 制附子 4 克，乾薑 3 克，粳米 100 克，蔥白 2 根，紅糖適量。

[步驟] 將制附子、乾薑研為極細的粉末，先用粳米煮粥，等粥煮沸後，加入藥末和蔥白、紅糖同煮為稀粥。或用附子、乾薑煎汁，過濾去渣取汁，將藥汁、紅糖和蔥白一同倒入快熟的粥內，稍煮片刻即可。

[用法] 每日 2 次溫熱服食，3 ～ 5 天為一療程。

[功效] 溫補腎陽。適用於心痛、氣短、心悸等症。

■ 山棗參五飲

[食材] 山萸肉 50 克，酸棗仁 50 克，麥冬 50 克，五味子 50 克，太子參 50 克，丹參 50 克，冰糖適量。

[步驟] 將上述各藥混合一同研碎，裝瓶備用。

[用法] 每日取 3 ～ 5 克，加冰糖，用沸水沖泡代茶飲。

[功效] 滋陰益腎、養心安神。適用於胸悶胸痛、心悸盜汗、心煩不寐等症。

■ 青木香米醋方

[食材] 青木香 10 克，米醋 20 克。

[步驟] 用米醋磨青木香，取汁即可。

[用法] 頓服。

[功效] 適用於心絞痛、胸悶短氣等症。

■ 左歸參麥山楂糕

[食材] 熟地 100 克，山萸肉 50 克，枸杞子 150 克，淮山藥 150 克，茯苓 100 克，炙甘草 100 克，麥門冬 100 克，五味子 50 克，柏子仁 50 克，酸棗仁 50 克，生山楂 150 克。

[步驟] 將上述各藥粉碎，小火慢煮 60 分鐘，用紗布絞汁去渣，再煮 60 分鐘，撈去有形物，加入白糖適量，熬至如糖稀狀時停火，裝瓶備用。

[用法] 每日 3 次，每次 1 湯匙。

[功效] 滋陰益腎、養心安神。適用於胸悶心痛、心悸盜汗。

■ 首烏百合粥

[食材] 何首烏 15 ～ 30 克，百合 30 克，枸杞子 10 克，大棗 6 枚，粳米 100 克，白糖適量。

[步驟] 將何首烏放入砂鍋內煎煮，去渣取汁，與百合、枸杞子、大棗、粳米、白糖一同熬煮成粥。

[用法] 早晚服食。

[功效] 益氣養陰。適用於心痛氣短、口乾少津、心悸自汗等症。

■ 四參雪梨膏

[食材] 西洋參 30 克，太子參 150 克，丹參 50 克，參三七 30 克，雪梨 1,000 克。

[步驟] 將上述各藥分別搗碎，與雪梨同入鋁鍋內，加水 3,000 毫升，用文火熬煮，煮至雪梨爛熟時，用紗布絞汁去楂，繼續用文火熬煮，煮至稠如飴糖時，離火冷卻，裝瓶備用。

［用法］ 每日早、晚 1 次，每次 20 毫升，用沸水沖服。

［功效］ 益氣養陰，活血通絡。適用於胸悶隱痛、心悸氣短。

■ 當歸生薑山藥羊肉湯

［食材］ 當歸、生薑各 15 克，山藥 50 克，羊肉 10 克，食鹽適量。

［步驟］ 生薑用布包好，與當歸、山藥、羊肉一同放入鍋內，加清水適量同煮至羊肉爛熟，加食鹽調味即可。

［用法］ 吃肉喝湯。每天 1 次，連食 5 ～ 7 天。

［功效］ 溫補心陽。適用於神疲氣短、心悸怔忡等症。

■ 荷葉薏仁湯

［食材］ 荷葉 10 克，炒薏仁 30 克。

［步驟］ 共煎湯代茶。

［用法］ 每日 1 劑代茶飲，連服 7 天。

［功效］ 利溼，健脾。

■ 糖醋黃瓜捲

［食材］ 黃瓜 200 克，白糖 10 克，香油 2 克，醋 10 克。

［步驟］ 先將黃瓜洗淨，去掉瓜瓤和子，切成小段，將糖醋調好，先把黃瓜卷放入調好的糖醋中，浸泡半小時，放上香油即成。

［用法］ 佐餐食用。

［功效］ 清熱、解毒、止渴、利尿。適用於高血壓、冠心病和高血脂症。

■ 南瓜瓤山楂飲

[食材] 南瓜瓤 100 克，山楂 30 克，白糖適量。

[步驟] 將南瓜瓤和山楂一同放入鍋內，加水適量，放小火上煎煮 30 分鐘後加入白糖。

[用法] 飲湯，每日 1 劑，分 2 ～ 3 次飲服。

[功效] 降血脂。

■ 冰糖醋方

[食材] 冰糖 500 克，醋 100 克。

[步驟] 將冰糖放入醋中浸泡，至冰糖溶化即成。

[用法] 飯後服用。每日 3 次，每次服 10 克，10 天為一療程。

[功效] 散瘀，降壓，降血脂。適用於高血壓病和高血脂症。

■ 黃豆醋方

[食材] 黃豆 500 克，醋 1,000 克。

[步驟] 先將黃豆炒 20 ～ 25 分鐘，不能炒焦，冷卻後及時裝入玻璃瓶內，再將醋倒入，密封瓶口，10 天後即可服用。

[用法] 每日早、晚各食黃豆 6 粒，經常食用效果更佳。

[功效] 降血壓，降血脂。

■ 大蒜粥

[食材] 紫皮大蒜 30 克，粳米 100 克。

[步驟] 大蒜去皮，放在沸水中煮 1 ～ 2 分鐘，撈出，將粳米入大蒜水中煮粥，粥熟入大蒜共食。

[用法] 每日 1 劑，分 2 次食用，常服用。

[功效] 溫胃消食，降低血脂。

■ 枸杞山楂飲

[食材] 枸杞、山楂各 30 克。

[步驟] 將二藥放入杯中，用沸水浸泡 10 分鐘，代茶飲。

[用法] 每日 1 劑，隨意飲用。

[功效] 降血脂，適用於腎虛型高血脂症。

■ 山楂麥冬酒

[食材] 山楂片 50 克，麥冬 30 克，低度白酒 1,000 毫升。

[步驟] 將山楂片、麥冬放入裝有白酒的瓶中，每日搖動 2 次，密封浸泡一週後即可。

[用法] 每日 1 次，每次飲服 1 小盅。

[功效] 適用於各種類型的高血脂症。

■ 桑寄生茶

[食材] 桑寄生 20 克。

[步驟] 將桑寄生加水適量，用文火煎煮。

[用法] 每日 1 劑，代茶飲，連服 7 天。

[功效] 補肝益腎，降低血壓和血脂。

■ 竹葉粥

[食材] 淡竹葉 40 克，粳米 50 克，白糖少許。

[步驟] 先將淡竹葉洗淨，切碎，水煎去渣取汁，入粳米如常法煮

粥，粥臨熟時入白糖，稍煮即可。

[用法] 每日 1 劑，分 2 次溫熱服食，連服 5 ～ 7 天為 1 療程。

[功效] 清心火，除煩熱，利小便。適用於身熱面紅的高血脂症。

高血壓病

高血壓病，是以動脈壓升高，尤其是舒張壓持續升高為特點的全身性慢性血管疾病。一般表現為頭痛、頭暈、頭脹、耳鳴、心悸、失眠等症狀。晚期病人因心、腎、腦等臟器損害，可引起心臟病、腦溢血、腦動脈硬化、半身不遂、腎功能減退等。本病屬於中醫學「頭痛」、「眩暈」、「肝陽上亢」等範圍，多由肝火旺、腎陰虛、陰虛陽亢所致。藥膳既可作為高血壓的輔助療法，又可作為該病的預防、康復以及保健之用。常用的補益食療藥膳方有：

■ 菊花酒

[食材] 菊花30克，地黃10克，當歸10克，枸杞20克，白酒500毫升。

[步驟] 將菊花用布包好，與其他藥物同時浸入白酒中，密封瓶口，7 天後即可開封。

[用法] 每日 1 次，每次飲 50 毫升，不可過量。

[功效] 補血養陰，平抑肝陽。本膳方對於體質弱者有滋補作用。但因酒有毒，故每次的食用量不宜過大。

■ 首烏龜板降壓膏

[食材] 首烏、龜板、寄生、杜仲各 50 克，生地、枸杞、桑椹子、白芍、沙苑子各 40 克，生牡蠣、石決明各 100 克，蜂蜜 500 克。

[步驟] 將上述各藥加水適量浸泡 2 小時，加熱煎煮取汁，先後共取汁 3 次，將 3 次所取藥液合併，以文火煎熬至濃縮汁 1 碗時，加入蜂蜜，燒煮至沸即停火，待藥汁冷卻後裝瓶。

[用法] 每次 1 湯匙，每日服 2 次。

[功效] 適用於高血壓、腎虛肝火旺者。

■ 洋蔥條

[食材] 洋蔥 1 個。

[步驟] 將洋蔥切細，放入茶壺，加水約 1,000 毫升，用水煮，沸騰後用小火煨，煎到水剩下一半，顏色如茶時即可。

[用法] 每天代茶飲，服 200 毫升，以兩頓飯中間效果最好，連服 10 天為 1 療程。

[功效] 降血壓，軟化血管。本方既可作預防用，也可作治療用。日常飲食中，經常食用，對高血壓病、糖尿病、肥胖病均有好處。

■ 雙耳湯

[食材] 銀耳、黑木耳各 12 克，冰糖適量。

[步驟] 將銀耳、黑木耳用溫水浸泡、洗淨後，放入碗中加適量水和冰糖，置於鍋中隔水蒸 1 小時後取出。

[用法] 吃銀耳、黑木耳，飲湯。每日 2 次。

[功效] 適用於高血壓病、動脈硬化。

■ 決明粥

[食材] 石決明粉 30 克，草決明 10 克，白菊花 15 克，粳米 100 克，

冰糖 6 克。

[步驟] 將草決明入鍋炒至有香味時起鍋，然後將白菊花、草決明、石決明入砂鍋煎汁，取汁去沉渣。粳米淘洗乾淨，與藥汁煮成稀粥加冰糖食用。

[用法] 食粥，每日 1 次。

[功效] 清肝明目，平肝潛陽，兼以養肝。

■ 天麻豬腦羹

[食材] 豬腦 1 個，天麻 15 克。

[步驟] 將豬腦放入鍋內，加水適量，以文火煮至半熟時，再入天麻煮成稠羹湯。

[用法] 喝湯，吃豬腦，每日 1 劑，分 2 次食。

[功效] 滋補精髓，平抑肝陽，止頭痛。

■ 桂圓當歸首烏飲

[食材] 桂圓肉 30 克，當歸 20 克、首烏 20 克，冰糖適量。

[步驟] 上述三味藥物洗淨後，加水適量煎煮，用文火慢燉 30 分鐘，去渣取汁，加冰糖即可。

[用法] 每日 2 次，早、晚服食。

[功效] 補益氣血，健運脾胃。

■ 降壓茶

[食材] 羅布麻葉 6 克，山楂 15 克，五味子 5 克，冰糖適量。

[步驟] 將上四味藥用開水沖泡代茶。

[用法] 不拘量，代茶飲。

[功效] 清熱平肝，活血化瘀，生津止渴。此茶久飲可降低血脂、降低血壓，並可防治冠心病。

■ 夏枯草粥

[食材] 夏枯草 10 克，粳米 50 克，冰糖少許。

[步驟] 將夏枯草洗淨放入砂鍋內煎煮，過濾去渣取汁，再將粳米洗淨後放入藥汁內，用小火繼續煎煮至粥熟，放入冰糖調味。

[用法] 每日 2 次，溫熱服食。

[功效] 清肝，散結，降血壓。

■ 番茄粥

[食材] 番茄 250 克，西米 100 克，白糖 150 克，玫瑰滷少許。

[步驟] 先用刀將番茄皮上劃成十字，再放入開水中燙一下，撕去表皮，切成小丁，再將白糖、番茄丁、西米（先用溫水泡脹）放入沸水內煮，加入玫瑰滷即成。

[用法] 宜夏天服食，每天 2 次。

[功效] 清熱解毒，涼血平肝。適用於高血壓和高血脂症。

■ 竹筍粥

[食材] 熟冬筍 100 克，豬肉末 50 克，粳米 100 克，食鹽、味精、蔥薑末適量，麻油 25 克。

[步驟] 先將熟冬筍切成細絲，鍋內放麻油燒熱，下入豬肉末煸炒片刻，加入冬筍絲、蔥薑末、食鹽、味精，翻炒入味，裝碗備用。

再將洗淨的粳米入鍋，用文火熬煮成粥，粥熟將碗中的備料倒入粥內，稍煮片刻即成。

[用法] 每日 2 次，早、晚空腹服食。

[功效] 清熱祛痰，消腫降壓。

■ 荸薺粥

[食材] 荸薺 200 克，糯米 60 克，白糖 100 克，桂花滷 10 克。

[步驟] 先將荸薺洗淨削皮，切成碎丁。再將洗淨的糯米和荸薺一齊放入清水鍋中煮粥，待粥好後調入白糖、桂花滷即可。

[用法] 隨意服食。

[功效] 清熱化痰、消積利涇。適用於痰熱咳嗽、陰虛肺燥、熱病煩渴和高血壓。

病毒性肝炎

病毒性肝炎是由多種肝炎病毒引起的急性傳染病，具有傳染性較強、傳播途徑複雜、流行面廣泛、發病率高等特點。從病原性分類，病原性肝炎至少可分為 A 型、B 型、非 A 非 B 型和 C 型等幾種類型。從臨床方面分型，可分為急性、慢性、重症和瘀膽肝炎四型。本病以食慾減退、噁心、上腹部不適、肝區疼痛、乏力、腹脹、納呆、肝腫大、黃疸等為主要臨床表現，伴有不同程度的肝功能損害。藥膳食療為本病很重要的輔助療法，常用的補益食療藥膳方有：

■ 枸杞子粥

[食材] 枸杞子 20 克，糯米 50 克，白糖適量。

[步驟] 將枸杞子和糯米同放鍋中,加適量清水,用小火燒沸,待米開花、湯稠時,再停火燜 5 分鐘,加入白糖即可。

[用法] 早晚溫服,不限療程。

[功效] 養陰柔肝。適用於脅肋隱痛、口乾咽燥、頭暈目眩、舌紅少苔等症。

■ 豬膽蜂蜜膏

[食材] 鮮豬膽 5 只,蜂蜜、冰糖各 100 克。

[步驟] 先將冰糖加 500 毫升清水,加熱使其溶化,然後倒入蜂蜜,繼續加熱熬煉至水分基本蒸發,再將豬膽汁倒入,煮沸攪勻。冷卻後裝瓶備用。

[用法] 每日 3 次,每次 10 毫升,用沸水沖服,15 天為一療程。

[功效] 適用於急性肝炎。

■ 黃耆滋療膏

[食材] 炙黃耆、炙鱉甲各 100 克,鬱金、丹參、紫河車、蒲公英各 50 克,雞內金 30 克,白芍 75 克,陳皮、川楝子各 50 克,冰糖 500 克。

[步驟] 將上述各藥洗淨後,置大火上煎熬至沸時,改用小火燉煮,待藥汁濃稠時,取汁濃縮至膠狀,加冰糖收膏。

[用法] 每日 3 次,每次 2 食匙,溫開水沖服。

[功效] 適用於慢性肝炎。

■ 豬骨米醋方

[食材] 鮮豬骨 500 克,米醋 200 毫升,紅糖 50 克。

[步驟]　將豬骨砸碎後與紅糖一併加水 1,500 毫升，煮沸約 1 小時，再倒入米醋，煮沸 2 次即可停火，用紗布濾渣取汁，裝瓶備用。

[用法]　每日 3 次，每次 30 毫升，用開水沖服，半月為一療程。

[功效]　適用於急性肝炎。

■ 黃精粥

[食材]　黃精 30 克，粳米 50 克。

[步驟]　將黃精和粳米同煮成粥。

[用法]　每日晨空腹食用。

[功效]　補氣生血。適用於慢性肝炎。

■ 茵陳鮮蘑菇粥

[食材]　嫩茵陳葉 15 克，鮮蘑菇片 15 克，粳米 100 克，鹽、味精、麻油各適量。

[步驟]　先將鮮茵陳洗淨瀝水，鮮蘑菇切薄片，待粳米煮熟後，先把鮮蘑菇片放粥內略燙，再加入鮮茵陳葉燙熟，再加鹽、味精、麻油適量，調勻即可食用。

[用法]　每日 1 劑，日服 2 次，可作早餐食用，連服 15 ～ 30 天。

[功效]　養陰保肝，清利肝膽溼熱，健脾。

■ B 肝食療粥

[食材]　番茄、紅蘿蔔、芹菜、豬油、粳米各適量。

[步驟]　番茄切成小丁狀取一湯勺，紅蘿蔔研碎末一湯勺，芹菜切成碎末半湯勺，豬油半湯勺，上料加入粳米粥內，加鹽、味精適量

調勻食用。

[用法] 日服 1 次,連服數月。

[功效] 滋陰養肝,補中益氣。

■ 赤豆花生大棗方

[食材] 赤小豆60克,花生仁(連衣)30克,紅棗10枚,紅糖50克。

[步驟] 將赤小豆、花生仁洗淨後放入鍋內,加水2,000毫升,小火慢燉1小時半,再放入紅棗、紅糖,繼續燉煮半小時,至食物酥爛即可。

[用法] 可作早餐或點心食用。每次 1 小碗,分 2 次食完。

[功效] 化溼健脾,疏肝理氣。

■ 甲魚方

[食材] 甲魚 200 ～ 300 克,生薑、食鹽、黃酒各適量。

[步驟] 甲魚活殺,先用水泡去膜,剖腹,留肝及蛋,去腸雜,洗淨濾乾。將甲魚放入盆中,背朝下,腹腔內放入生薑片,撒上細鹽,淋上黃酒,旺火水蒸 30 ～ 40 分鐘,至甲魚肉熟爛即成。

[用法] 可佐餐食用,但須熱食。

[功效] 疏肝健脾,活血化瘀。適用於脅肋脹痛或刺痛、肝脾腫大、舌質暗淡等症。

■ 膽囊炎

膽囊炎臨床上可分為急性膽囊炎和慢性膽囊炎,多由細菌感染和膽石等引起。急性膽囊炎多見於女性,發病年齡多在 20 ～ 50 歲之間。其臨床症狀可見輕重不一的腹脹、上腹或右上腹不適,食慾不振,

噁心，嘔吐，噯氣，胃灼熱，噯酸。急性期還可出現發熱、畏寒，有的還可出現黃疸。利用補益食療的方法，對治療和預防本病的復發，有著積極的作用。常用的補益食療藥膳方有：

■ 蒲公英粥

[食材] 蒲公英 40～60 克（鮮品用量為 60～90 克），粳米 50～100 克。

[步驟] 將蒲公英洗淨，切碎，煎藥取汁。將藥汁加入淘淨的粳米中，同煮為粥，以稀薄為佳。

[用法] 每日 2～3 次，3～5 天為 1 療程。溫服。

[功效] 消熱解毒，補中益氣，利溼。

■ 玉米鬚粥

[食材] 玉米鬚鮮品 30 克（乾品 1.5 克）。

[步驟] 將玉米鬚洗淨切斷，用剛燒沸的水沖泡，加蓋燜 10 分鐘後過濾取汁，再用開水沖泡 1 次，兩次液合併。粳米 30 克，加水適量，煮至米開花後，將玉米鬚汁兌入粥內攪勻，稍煮片刻即成。

[用法] 日服 2 次，趁熱食用。

[功效] 理氣止痛。適用於右脅下隱痛、噯氣的氣滯膽囊炎。

■ 玉米鬚燉蚌肉

[食材] 玉米鬚 50 克，蚌肉 200 克，鹽、味精各適量。

[步驟] 將玉米鬚洗淨瀝乾水，蚌肉洗淨，二者同入砂鍋中，加水適量，鹽適量，燉至蚌肉爛熟止，加入少量味精即可。

[用法] 隔日服 1 次，食肉飲湯，頓服。可佐餐服，也可單獨服食。

[功效] 清熱解毒，滋養肝腎，利膽泄熱。

■ 麻油核桃

[食材] 核桃仁、冰糖、麻油各 500 克。

[步驟] 將核桃仁用溫開水沖洗乾淨後，倒入搪瓷或陶瓷器皿中，再加入冰糖、麻油，隔水蒸 3 ～ 4 小時。

[用法] 每日服 3 次，飯前服食，服時加溫，以上量於 1 週至 10 天內服完。老年或慢性膽囊炎或膽結石患者，劑量可由小到大。脾虛便溏體質的患者，麻油量可減少到 250 克。

[功效] 補腎強腰，緩急止痛，排石。

■ 鯉魚赤豆陳皮湯

[食材] 鯉魚 1 條，赤小豆 120 克，陳皮 6 克，鹽、味精各適量。

[步驟] 將鯉魚刮鱗去肚腸，洗淨。赤小豆淘淨瀝乾水。陳皮用清水洗去灰塵瀝水。將三者共入鍋，加清水適量，鹽適量，煮至魚熟豆爛時停火，加適量味精。

[用法] 每日 1 ～ 2 次，可佐餐服用，或單獨服食，食魚、豆、飲湯。

[功效] 健脾益胃，理氣燥溼，解毒。

■ 栀子仁粥

[食材] 栀子仁 5 克，粳米 100 克。

[步驟] 將栀子仁碾成細末，先煎粳米為粥，待粥熟時，放入栀子仁末稍煮即可。

[用法] 每日服 1 劑，分 2 次食完。

[功效] 適用於溼熱型慢性膽囊炎。

■ 雞內金粥

[食材] 粳米 100 克，雞內金 6 ～ 10 克，白糖適量。

[步驟] 先將雞內金洗淨灰塵，瀝乾，置鍋內文火炒至黃褐色，研為細粉。再將粳米淘淨，放入鍋內，加水 800 毫升，文火煮至米開湯未稠時，加入雞內金，白糖同煮，煮開一沸後視粥稠湯黏時即可停火，不宜久煮。

[用法] 每日 2 次，可作早、晚餐服用。以溫熱為宜，忌冷服。

[功效] 補中益胃，緩急止痛，化石排石。

■ 黃紫地丁粥

[食材] 黃花地丁（蒲公英）、紫花地丁各 30 克（鮮品各 60 克），粳米 100 克。

[步驟] 將黃花地丁和紫花地丁加水煮，過濾去渣取汁，以汁煮米為粥，可以加白糖調味。

[用法] 每日 1 ～ 2 次，1 週為一療程。

[功效] 適用於溼熱型膽囊炎。

咳嗽

　　咳嗽是一種常見病多發病。西醫學的呼吸道感染、急性支氣管炎、慢性支氣管炎、支氣管擴張等疾病，均以咳嗽為主症。中醫一般分為外感咳嗽和內傷咳嗽兩大類。外感咳嗽根據病因之不同又分為風寒、風熱、燥熱咳嗽；內傷咳嗽分為痰溼、痰熱、陰虛、陽虛咳嗽。外感咳嗽

一般較易治癒，而內傷咳嗽則較難根治。治療咳嗽應根據不同病因，對症治療，不能見咳止咳。外感咳嗽以解表為主，兼顧止咳；內傷咳嗽以調整體質，針對不同病因進行調治，對促進內傷咳嗽的根治是很重要的。常用的補益食療藥膳方有：

■ 杏仁蘇葉粥

[食材] 苦杏仁15克，紫蘇葉12克，生薑6克，粳米100克，紅糖適量。

[步驟] 將苦杏仁去皮、尖，紫蘇葉、生薑洗淨切碎，加入適量水煎煮，煮沸約30分鐘後，過濾去渣取汁備用。粳米洗淨，加水適量煮為稀粥，先用旺火燒沸後，再改用小火慢煮，待粥熟後倒入藥汁與紅糖，再煮片刻即可趁熱服食。

[用法] 每日1劑，分2次食完，連服3～5日。

[功效] 發表散寒，宣肺止咳。

■ 石竹杏仁綠豆粥

[食材] 生石膏40克，鮮竹葉15克，苦杏仁15克，綠豆50克，桔梗6克，陳皮12克，白糖適量，粳米150克。

[步驟] 將生石膏加適量水，先煎30分鐘後，加入鮮竹葉、苦杏仁、桔梗、陳皮煎煮，煮開後，小火煎煮，約30分鐘後，過濾去渣取汁備用。粳米洗淨，與綠豆一同置鍋中，加入適量清水，置大火燒沸後，再改用文火煎煮，至粥熟後，倒入藥汁與白糖，稍煮片刻，即可溫熱服食。

[用法] 每日1劑，分3次食完，連食3～5日。

[功效] 清熱宣肺，化痰止咳。

■ 烏梅黃精醋方

[食材]　烏梅 60 克，黃精 60 克，芙蓉葉 120 克，制半夏 50 克，白糖 50 克，醋 250 克。

[步驟]　先將制半夏浸泡於米醋中 24 小時，再與其他 3 味藥同煎，去渣取汁，濃縮後加入白糖，裝瓶備用。

[用法]　每日服 3 ～ 5 次，每次 5 克。

[功效]　化痰止咳，適用於咽部充血、乾咳等症狀。

■ 荊芥粥

[食材]　荊芥穗 9 克，薄荷葉 6 克，淡豆豉 10 克，粳米 50 克。

[步驟]　先將荊芥、薄荷、豆豉加水煎沸 5 ～ 8 分鐘，去渣取汁，待用。將粳米淘淨，入砂鍋內，加水適量，如常法煮粥，待粥臨熟時加入藥汁，再煮 2 ～ 3 沸即可。

[用法]　每日 1 劑，分 2 次趁熱服食。

[功效]　發汗解表，退熱除煩，清咽利喉。

■ 桂花核桃凍

[食材]　鮮桂花 15 克，核桃仁 250 克，奶油 100 克，白糖適量。

[步驟]　將核桃仁加水磨成漿汁，鍋洗乾淨，入冷水適量，燒沸，再加白糖攪勻，然後把核桃仁漿汁、白糖汁混合拌勻，放入奶油和勻後置武火上燒沸，出鍋入盒中，待冷後放入冰箱內凍結，食用時，用刀劃成小塊，裝入盤中，撒上桂花即成。

[用法]　每日 1 次，酌量服食。

[功效] 清熱，化痰止咳，生津止渴。

■ 生蘆根粥

[食材] 新鮮蘆根 150 克（乾品 60 克），竹茹 15 克，生薑 3 片，粳米 100 克，油鹽少許。

[步驟] 將蘆根洗淨切斷，與竹茹同時煎取藥汁，以藥汁與粳米同煮為粥，粥將成時，加入生薑稍煮，油鹽少許調味。

[用法] 每日 1 劑，分 2 次食用，溫服，連服 3 ～ 5 天。

[功效] 清熱化痰，止咳。

■ 冰糖陳醋方

[食材] 冰糖 500 克，醋 500 克。

[步驟] 先將冰糖置於鍋內，再將陳醋倒鍋內煮沸，待冰糖全部溶化，晾涼備用。

[用法] 每日 2 次，每次服 10 克。

[功效] 養陰生津，潤肺止咳。

■ 蟲草小米粥

[食材] 冬蟲夏草 10 克，豬瘦肉 50 克，小米 100 克，生薑 6 克，食鹽、味精適量。

[步驟] 將冬蟲夏草用布包好，豬瘦肉去筋膜，洗淨切碎。小米洗淨後加入適量清水，一同放砂鍋中煎煮，用武火燒沸，改用文火煎煮，至粥熟後，加入食鹽、味精調味，再稍煮即可食用。

[用法] 每日 1 劑，分 2 次食完，連服 5 ～ 7 日。

[功效] 補益陰陽，健脾益氣，化痰止咳。

■ 魚腥草煲豬肺湯

[食材] 鮮魚腥草 60 克（乾品 30 克），豬肺約 250 克，食鹽、味精各適量。

[步驟] 先將肺沖洗、瀝水切塊，再將魚腥草入砂鍋內，加清水適量煎煮，去渣取汁，把藥汁入鍋加入豬肺塊，先大火煮沸，再用文火燉至豬肺爛熟時，加入食鹽、味精即可。

[用法] 每日 1 劑，飲湯食豬肺，亦可佐餐食用。

[功效] 清熱解毒，化痰止咳。

■ 貝母粥

[食材] 貝母粉 10 克，北粳米 50 克，冰糖適量。

[步驟] 用北粳米、冰糖煮粥，待米開湯未稠時，調入貝母粉，改文火稍煮片刻（再煮 2 ～ 3 沸），粥稠即成。

[用法] 每日早晚溫服。

[功效] 化痰止咳，清熱散結。

■ 胎盤骨脂湯

[食材] 胎盤 1 個，補骨脂 15 克，淮山藥 30 克，大棗 10 枚，生薑 10 克，料酒 15 克，花椒 3 克，食鹽、大蒜、醬油、蔥段、胡椒粉、味精各適量。

[步驟] 先將胎盤洗淨，用鹽搓後入開水鍋煮燙片刻，再用清水洗淨切塊入鍋，加料酒、生薑、食鹽等炒透；再往砂鍋內加水與藥一同煨燉，至熟爛後調味即成。

[用法] 食胎盤飲湯，趁熱服食，1 劑分 2 次食完，每日 1 劑，連服 2～3 劑。

[功效] 補益肺腎，健脾止咳。

■ 附子粥

[食材] 制附子 3 克，乾薑 3 克，粳米 50 克，蔥白 2 莖，紅糖少許。

[步驟] 將附子、乾薑研為極細粉末。先用粳米煮粥，待粥煮沸後，加入藥末及蔥白、紅糖同煮為稀飯。或用附子、乾薑煎汁，去渣後下米、蔥、糖一併煮粥。

[用法] 每日 1 劑，分 2 次溫熱服食，連服 3～5 天。

[功效] 溫中散寒。

糖尿病

糖尿病是由於胰臟分泌胰島素不足，而引起體內葡萄糖代謝發生紊亂，使血糖、尿糖增高為特徵的疾病。多發生於中、老年人。本病有原發性和繼發性兩類，原發性糖尿病占絕大多數，繼發性糖尿病占極少數。有遺傳傾向。

糖尿病早期無明顯症狀，隨病情發展出現多飲、多食、多尿和消瘦，常常併發膈炎、肺結核、視網膜炎、動脈硬化、心血管病變等。本病主要病機是陰虛燥熱與腎虛血瘀。故其食療方法當以滋陰清熱、補腎、活血法為其基本原則。常用的補益食療藥膳方有：

■ 豬胰煲黃耆

[食材] 豬胰 1 個，黃耆 100 克。

［步驟］先將黃耆煎湯取汁，再與豬胰同煮，熟後調味服食。

［用法］每日 1 劑，食肉喝湯，連服 7 天。

［功效］補氣養陰。適用於倦怠乏力、氣短、尿多等症的糖尿病患者。

■ 豬肚黃蓮丸

［食材］豬肚 1 個，黃連 250 克。

［步驟］將豬肚洗淨去脂膜，把黃連研末放入豬肚中，用麻線紮緊，加水燉煮，至豬肚熟透，放置臼中搗爛如泥，搓如黃豆大小的藥丸，晒乾備用。

［用法］每日 3 次，每次 6 ～ 10 克，用溫水送服，半月為一療程。

［功效］清熱補腎。適用於胃熱型糖尿病。

■ 止渴沖劑

［食材］鮮冬瓜皮 1,000 克，鮮西瓜皮 1,000 克，栝蔞根 250 克，白糖 500 克。

［步驟］將鮮冬瓜皮和西瓜皮削皮切片，栝蔞根搗碎，用冷水浸泡以後同放入鍋內，加水適量，用大火煎煮 1 小時後，撈去渣，再用小火繼續加熱煎煮濃縮，至較黏稠將要乾鍋時停火，待溫，加入白糖拌勻後晒乾，壓碎，裝瓶備用。

［用法］每日數次，每次 10 克，用沸水沖化，代茶常用。

［功效］清熱。適用於尿黃混濁、舌紅苔黃等症的肺胃燥熱型糖尿病患者。

■ 菠菜內金粥

［食材］鮮菠菜 250 克，雞內金 10 克，粳米 50 克。

[步驟] 先將菠菜洗淨切碎，雞內金焙研為末，再加水煎煮 30 分鐘左右，取汁去渣，待粳米粥煮至將熟時加入菠菜、內金汁，同煮為粥。

[用法] 每日分 2 次食用，連服數日。

[功效] 養血，健脾，滋陰。本方適用於口渴多飲、消瘦乏力、氣短、多尿等症。

■ 棗蓮豬骨湯

[食材] 豬脊骨 1 副，大棗 150 克，蓮子 100 克，木香 3 克，甘草 10 克。

[步驟] 將豬脊骨洗淨砍碎，棗和蓮子去核去心，木香、甘草用紗布包好。同放砂鍋內，加水適量，文火燉煮 3 個小時，即可分頓食用。

[用法] 每日早晚兩次，以喝湯為主，亦可吃肉、棗和蓮子，可常服食。

[功效] 補中益氣、補脾、養血。適用於口渴多飲、消瘦乏力、氣短、多尿、氣陰兩虛的糖尿病患者。

■ 泥鰍荷葉粉

[食材] 泥鰍 10 條，乾荷葉 3 張。

[步驟] 將泥鰍陰乾，去頭尾，燒灰，研為細末，乾荷葉也研末，等量混勻。

[用法] 每次 10 克，涼開水送下，每日 3 次。

[功效] 滋補腎陰，生津止渴。適用於尿頻量多、混如膏脂、頭昏耳鳴的腎精虧虛型糖尿病患者。

■ 芝麻黑豆糊

[食材] 黑芝麻 500 克，黑豆 1,000 克，麵粉 50 克。

[步驟]　將芝麻和黑豆一同加工成粉狀，每次取芝麻黑豆粉 100 克，另加麵粉 50 克，調和均勻後，用小火燉成糊狀。

[用法]　每日 2 次，每次適量。

[功效]　適用各種類型的糖尿病。

■ 降血糖醋蛋方

[食材]　蛋 5 顆，醋 400 克。

[步驟]　先將鮮蛋打碎，置碗中，加醋 150 克，調和後放置 36 小時，再加醋 50 克，攪勻即成。

[用法]　每日早、晚各服 15 克。

[功效]　降血糖。適用於各類糖尿病。

胃和十二指腸潰瘍

　　胃和十二指腸潰瘍又稱消化性潰瘍，與酸性胃液和蛋白酶的消化作用有密切關係。潰瘍病的主要特徵是上腹部規律性疼痛，一般胃潰瘍有飽食則痛的特點，疼痛規律為進食→疼痛→緩解；十二指腸潰瘍多為飢餓痛，規律為飢餓→疼痛→進食→緩解，或半夜疼痛。此外多伴有噯氣、反酸、噁心、嘔吐等。潰瘍病屬於中醫學「胃脘痛」、「心痛」範圍。

　　根據胃與十二指腸潰瘍的臨床特點，屬於中醫學的胃痛的範疇。中醫臨床上常分為氣滯、鬱熱、陰虛、虛寒、瘀血等症型進行辨證施治、辨證施食。本病為一常見的慢性病，故預防至關重要。平時應根據氣候的變化適時增減衣著，保持心情愉快，克服不良飲食習慣，持續服用

扶正固本、補益脾胃的食療食品，增強患者的抗病能力，防止或減少復發。常用的補益食療藥膳方有：

■ 陳草蜜膏

[食材] 陳皮、甘草各 100 克，蜂蜜適量。

[步驟] 將陳皮、甘草洗淨，加水浸泡透發，再加熱煎煮，每 20 分鐘取煎液 1 次，加水再煎 1 次，共煎取 3 次；然後合併煎液，再以小火煎熬濃縮，至成膏時，加蜂蜜 1 倍再煎至沸停火，待冷，裝瓶備用。

[用法] 每日 2 次，每次 1 湯匙。

[功效] 補中益氣，行氣健脾。適用於胃、十二指腸潰瘍。

■ 糖醋高麗菜

[食材] 高麗菜 250 克，白糖 15 克，醬油 10 克，精鹽 5 克，花椒 5 粒，醋 15 克。

[步驟] 先將高麗菜洗淨切成方塊，油鍋熬熱後先煸花椒，然後將高麗菜倒入鍋中，炒至半熟，再將白糖、醋、醬油調好，倒入再急炒幾下，即成。

[用法] 佐餐食用，酸甜爽口。

[功效] 解毒和胃，散結消積，補腎壯骨，利關節，明耳目。適用於老年人和高血壓、冠心病、腦血管病、壞血病、齒齦出血、胃及十二指腸球部潰瘍、肥厚性胃炎、腎氣虧虛引起的耳鳴眼花等患者。

■ 麥片粥

[食材] 麥片 20 克，鹽適量。

[步驟] 將鹽水煮開，加入麥片，再用小火將粥煮稠。進食前可加

少許牛奶。

[用法] 每日早晨服用。

[功效] 消渴解熱，益氣除煩。適用於胃及十二指腸球部潰瘍。

■ 柚皮粥

[食材] 鮮柚子皮 1 個，粳米 60 克，蔥、鹽、味精各適量。

[步驟] 將柚皮的內外刮洗乾淨，清水浸泡 1 天，切成塊放入砂鍋內，加水煮沸，下洗淨粳米，用文火煮，至粥熟加入蔥、鹽、味精即成。

[用法] 可作早餐食用。

[功效] 理氣，健脾，開胃。適用於十二指腸潰瘍。

■ 荔枝核廣木香醋方

[食材] 荔枝核 2 份，廣木香 1 份，五靈脂 1 份，當歸尾 1 份，醋 1 份。

[步驟] 先將前 4 味藥共研細末，再與醋和勻，備用。

[用法] 每天服藥 3 ～ 6 克，日服 1 ～ 2 次。

[功效] 健脾和胃，疏肝化瘀。適用於胃與十二指腸潰瘍。

■ 枇杷葉粥

[食材] 枇杷葉 30 克鮮品，粳米 100 克，冰糖少許。

[步驟] 先將枇杷葉用布包好，加水煎汁，過濾去渣取液，然後加入粳米煮粥，粥成加入冰糖少許即可。

[用法] 可作早餐用。

[功效] 適用於十二指腸潰瘍。

■ 蓮子芡實粥

[食材] 蓮子 20 克，芡實 30 克，小米 30 克，白糖少許。

[步驟] 先將蓮子肉用溫水浸 1 小時，與芡實、小米加水煮成粥，加入白糖調勻。

[用法] 食粥，每日 1 次。

[功效] 補益脾胃。

■ 肥鴿糯米粥

[食材] 肥鴿肉 200 克，糯米 500 克，山藥 50 克，香菇 20 克，黃耆 30 克，紅棗 25 枚，生薑 10 克。

[步驟] 將肥鴿肉、生薑切片，糯米洗淨，香菇泡發，大棗去核。山藥、黃耆水煎去渣取汁，糯米放入砂鍋加水煮沸後，倒入藥汁、鴿肉、香菇、紅棗，用文火燜熟即成。

[用法] 早、晚服食。

[功效] 健脾益氣。適用於慢性胃炎、十二指腸潰瘍。

■ 墨魚粥

[食材] 乾墨魚 1 條，粳米 100 克，泡發香菇 50 克，冬筍、食鹽、料酒、味精少許。

[步驟] 去掉乾墨魚骨，用溫水浸泡脹透，洗淨，切成細絲。香菇和冬筍也分別切成細絲。將砂鍋放入清水，墨魚、料酒熬煮至爛。然後將粳米、香菇、冬筍、食鹽熬煮，待粥快好時，調入味精，胡椒粉便可食用。

[用法] 早、晚食用。

[功效] 滋陰養血。適用於胃酸過多，胃及十二指腸潰瘍。

呃逆

呃逆是一種症狀，表現為氣逆上沖，喉間呃呃連聲，聲短而頻，令人不能自制。健康人偶然發生呃逆，大都輕微，可以自癒。如持續不斷，則應視為病態。患者除呃逆外，還有胃脘不適、食慾不振等症狀。本病中醫學稱做「噦」、「噦噦」、「呃逆」等。常用的補益食療藥膳方有：

■ 竹茹粥

[食材] 竹茹 15 克，粳米 50 克，生薑 2 片。

[步驟] 先將竹茹煎濃汁去渣，再將粳米、生薑和水煮粥，待粥將熟調入竹茹汁稍煮片刻即可。

[用法] 每日 2 次，早晚服食。

[功效] 清熱化痰，除煩止嘔。適用於痰熱犯胃，熱病口渴，煩悶呃逆。

■ 刀豆生薑飲

[食材] 帶殼老刀豆 50 克，生薑 9 克，紅糖 25 克。

[步驟] 將刀豆、生薑用水煎，去渣取汁加紅糖即可食用。

[用法] 每天 2 次，連服 3 ～ 5 天。

[功效] 溫中祛寒。適用於呃聲沉緩有力，遇冷易發，飲食減少等症。

■ 枇杷葉粥

[食材] 枇杷葉 15 克，粳米 100 克，冰糖少許。

[步驟] 將枇杷葉背面的絨毛刷盡，洗淨切成細絲，加水煎汁去渣，

倒入粳米煮粥，待粥成後加入冰糖即可。

[用法] 每天1劑，分2次食完。

[功效] 安神寧心，養陰生津。適用於冠心病和心律不整。

■ 桂花花生醋方

[食材] 桂花50克，花生米200克，醋500克。

[步驟] 將桂花和花生米浸泡在醋中，待24小時後即可服食。

[用法] 每日1次，連服15～20日。

[功效] 清熱解毒，祛風除溼。適用於冠心病陰虛陽亢者和心悸頭暈、心胸疼痛等症。

■ 黑木耳糖醋方

[食材] 黑木耳6克，冰糖適量，食醋適量。

[步驟] 先將黑木耳放入醋中浸泡12小時，再上籠蒸1小時，然後加入冰糖即可。

[用法] 每晚睡前服用，療程不限。

[功效] 清熱瀉火，平胃降逆。適用於呃逆連聲，洪亮有力，沖逆而出，口臭煩渴等症。

■ 木瓜薑醋方

[食材] 木瓜500克、生薑30克、醋500克。

[步驟] 將以上三味一同放入砂鍋內，用文火燉熟即成。

[用法] 每天1劑，分3次服用、連續服用3～4劑。

[功效] 健脾化瘀，平肝和胃。適用於脾胃虛寒性呃逆。

■ 佛手柑粥

[食材] 佛手柑 15 克，粳米 30 克

[步驟] 先將佛手柑煎汁去渣，再加入粳米、冰糖煮成粥即可。

[用法] 可供早、晚餐用。

[功效] 健脾養胃，理氣止痛。適用於脅脹、嘔吐、呃逆等症。

■ 荔枝粥

[食材] 乾荔枝 10 枚，粳米 30 克。

[步驟] 將乾荔枝加水，用文火煮、過濾去渣取汁，將粳米洗淨後與荔枝同煮成粥。

[用法] 可供晚餐食用。

[功效] 溫陽益氣，生津止血。

■ 白糖醋方

[食材] 白糖 20 克，醋 20 克。

[步驟] 先將白糖加入醋中，待糖溶解備用。

[用法] 每日 1 次，溫開水送服。

[功效] 助消化，止呃逆。

上消化道出血

　　上消化道出血一般指食道、胃、十二指腸及胰管和膽道的出血，是常見的嚴重疾病，嚴重者會導致貧血、休克等併發症，並伴有其它消化系統疾病症狀。本病主要表現為嘔血、黑便或便血，屬於中醫學「吐血、便

血」等範疇，多由胃熱、肝火氣虛所致。小量出血或大量出血經緊急處理控制後，可用補益食療藥膳進行調治。常用的補益食療藥膳方有：

■ 蓮藕方

[食材] 鮮蓮藕 2 節，蜂蜜適量。

[步驟] 將蓮藕洗淨，先將藕節切開一頭，用蜂蜜把藕眼塞滿，再用切下的藕節蓋住，用竹簽固定，上籠蒸熟。一次緩緩嚼細吞服。另一節藕切碎，加水煮湯服用。

[用法] 兩節藕照上法同時服食。

[功效] 清胃瀉火，化瘀止血。適用於脘腹脹悶、吐血色紅或大便色黑。

■ 薺菜粥

[食材] 新鮮薺菜 250 克（或乾品 90 克），粳米 50 克。

[步驟] 先將薺菜洗淨切碎，與粳米入鍋同煮為粥。

[用法] 每日 1 次，常服。

[功效] 適用於吐血鮮紅或紫暗、心煩意亂、舌紫紅等症的肝火型上消化道出血。

■ 茅根小薊飲

[食材] 鮮白茅根 30 克，鮮小薊 30 克。

[步驟] 將上述 2 味藥洗淨，用布絞汁。

[用法] 每日 1 劑，分 2 次飲服。

[功效] 適用於吐血鮮紅或紫暗、口臭、大便黑色，舌苔黃膩等症的胃熱型上消化道出血。

■ 香蕉茶

[食材] 綠茶 2 克，香蕉肉 200 克，蜂蜜 25 克，食鹽少許。

[步驟] 以上四味藥同放於大碗內，攪拌後加開水 300 毫升，泡 5 分鐘後代茶飲。

[用法] 每日 1 劑，連服 3 天。

[功效] 潤燥通便，消炎止血。

■ 芫荽燉火腸

[食材] 豬大腸 500 克，芫荽（香菜）100 克，蔥、薑、白糖、黃酒、醬油、生粉、植物油各適量。

[步驟] 將豬大腸洗淨，把芫荽灌入大腸內，紮緊腸兩端，煮至七成熟時，除去腸內芫荽，大腸切成小片，加入上述調味料翻炒。

[用法] 每日 1 次，連服 3 ～ 5 日。

[功效] 健脾益氣。適用於吐血纏綿不止、血色暗淡等症。

■ 茅根鮮藕梔子仁粥

[食材] 白茅根 30 克，鮮藕片 60 克，梔子仁 6 克，粳米 100 克。

[步驟] 先將白茅根用水煎濾汁去渣，加入已切好的藕片和粳米，加水適量置小火煎熬。待粥熟後，調入梔子仁細末，再稍煮片刻即可。

[用法] 每日 1 劑，分 2 次服食。

[功效] 瀉肝清胃，涼血止血。適用於吐血色紅或紫暗、口苦脅痛、舌質紅絳等症。

■ 豬大腸燉蘿蔔

[食材] 豬大腸 2 副，白蘿蔔 250 克，炒槐米 12 克，食鹽少許。

[步驟] 將豬大腸洗淨，蘿蔔切塊，炒槐米用紗布包好，一起放入砂鍋內，加入適量清水同煮，煮至爛熟後，加入適量鹽即可服食。

[用法] 每日 1 劑，吃豬腸喝湯，連服 3 ～ 5 天。

[功效] 補虛潤燥，止血，行氣寬中。

失眠

■ 生地棗仁粥

[食材] 生地黃 30 克，酸棗仁 30 克，白米 60 克，白糖少許。

[步驟] 先將生地黃、酸棗仁煮後取汁，用藥汁煮白米成粥，粥熟後加入白糖調味。

[用法] 每晚服用。

[功效] 清熱生津，涼血安神。適用四肢無力、肢體消瘦、失眠多夢等症。

■ 桂圓蓮子棗仁醋方

[食材] 桂圓肉 30 克，蓮子仁 30 克，酸棗仁 30 克，米醋 30 克。

[步驟] 先將桂圓肉、蓮子仁、酸棗仁加水 50 毫升煎煮，待熟爛後倒入米醋，再煮 3 ～ 5 分鐘即可。

[用法] 每晚服 1 次，經常服有效。

[功效] 安神催眠。適用於睡眠不實、心慌等症。

■ 杏仁糊

[食材] 杏仁 10 克，麵粉 100 克。

[步驟] 杏仁去皮尖，研成粉狀入鍋，加水適量熬煮 10 分鐘左右，再將麵粉用涼水攪成糊狀，倒入鍋內，煮開即可。

[用法] 每日 1 次。

[功效] 養心除煩，宣肺化痰。適用於心陰不足的心煩、燥熱、失眠等症。

■ 薏仁桃仁粥

[食材] 桃仁 15 克，丹皮 15 克，冬瓜仁 15 克，薏仁 50 克，粳米 100 克，白糖適量。

[步驟] 先將丹皮、桃仁、冬瓜仁加水煎煮，取汁去渣，再加入薏仁和粳米煮粥。待粥熟時，加入白糖調味。

[用法] 每日 2 次，早、晚溫熱服食。

[功效] 清熱解毒，祛瘀排膿。

急性腎炎

急性腎炎全稱為急性腎小球腎炎，是溶血性鏈球菌感染所引起的變態反應性疾病。是內、兒科的常見病、多發病，任何年齡均可發病，但以兒童較為多見。本病起病時以水腫、血尿、蛋白尿、高血壓最為多見，常伴有頭痛、發熱、乏力、全身不適、食慾不振、噁心、嘔吐等症狀。

本病以水腫為其主要臨床表現，故屬於中醫學「水腫病」的範疇，其基本病機是風邪外襲、濕熱內侵，因此，補益食療當以疏風、清熱、利濕、行水為其基本原則。常有的補益食療藥膳方有：

■ 浮萍黑豆湯

[食材] 鮮浮萍 100 克，黑豆 50 克。

[步驟] 將鮮浮萍洗淨，把黑豆洗後用冷水浸泡 2 小時，再與浮萍同入鍋內，加水適量，煎沸後取汁去渣。

[用法] 每日 1 劑，分 2 次食完，連服 7 日。

[功效] 本方具有清熱、袪風、行水之功。

■ 冬瓜赤豆黑魚湯

[食材] 黑魚 1 尾，赤小豆 30 克，冬瓜 1,500 克，大蔥 5 根。

[步驟] 將黑魚去鱗和內臟，洗淨後加水，與其他 3 味藥一同熬煮，至肉熟湯濃即可。

[用法] 吃魚喝湯，每日 1 劑，分 2 次服完，服後蓋被出汗，連服 1 週。

[功效] 適用於顏面浮腫，伴有惡寒發熱、咳嗽、胸悶，小便不利，尿色黃赤等症的風寒犯肺型急性腎炎。

■ 薑糖雞

[食材] 黃母雞 1 隻，龍葵草 60 克（乾品減半），大麻仁 7 粒，黑豆 50 克，紅糖 1,000 克，生薑適量。

[步驟] 將雞去毛，去內臟洗淨，用乾淨紗布袋裝好，放進雞腹內。鍋內加水適量，將雞及紅糖放入鍋內同煮湯。待雞肉爛熟時取出腹內藥袋即可食用。

[用法] 1 日內食完全雞，食雞喝湯。食完後蓋被出汗，忌吹風，忌鹽 3 天，隔 2 ～ 3 天服食 1 隻雞，連服數隻。

[功效]　溫中健脾，宣肺利水，補腎添髓。

■ 鯉魚汁粥

[食材]　鯉魚 1 尾，糯米 30 克，蔥白、豆豉適量。

[步驟]　將鯉魚洗淨去內臟及鰓，加水煮至肉熟後，去魚取魚汁加糯米、蔥白、豆豉煮粥。

[用法]　每日 1 次。早晨空腹服食。

[功效]　利水消腫。

■ 薑米雞

[食材]　黃母雞 1 隻，龍葵豆 7 粒，火麻仁 7 粒，黑豆 1 把，紅糖 1,000 克，生薑適量。

[步驟]　將雞去毛及內臟，洗淨，把龍葵豆、火麻仁、黑豆放入雞腹內，放入鍋內加水和紅糖煮湯。

[用法]　1 天內食完，食後蓋被出汗，不能吹風並忌鹽 3 天。每隔 3 日 1 劑。

[功效]　祛風散寒，宣肺利水。

■ 大蒜西瓜汁

[食材]　大蒜 100 克，西瓜 1 個。

[步驟]　洗淨西瓜，將西瓜挖一個三角形洞，放入去皮大蒜，再以挖下的瓜皮蓋好，放入盤中，隔水蒸熟。

[用法]　趁熱飲汁，每日 1 劑，分 3 次食完。

[功效]　適用於熱毒傷陰型急性腎炎。

慑性腎炎

　　慢性腎炎全稱慢性腎小球腎炎，是多種原因引起的腎小球免疫性炎症性疾病。其主要表現以浮腫、蛋白尿、高血壓和腎功能損害為特徵，多見眼瞼、腿、腳浮腫，渾身無力，容易疲勞，有蛋白尿或尿中混血，頭痛頭暈，腰痛酸軟，血壓升高，嚴重者出現尿毒症。本病屬於中醫學「水腫」等病症範圍。常用的補益食療藥膳方有：

■ 雄鴨粥

　　[食材] 雄鴨 1 隻，白米、蔥白適量。

　　[步驟] 將鴨去毛及內臟，切碎入鍋，加水煮至熟爛，再加入白米、蔥白同煮成粥。

　　[用法] 每日 1 次，每次 1 小碗。

　　[功效] 適用於頭痛頭暈、視物模糊、睡眠出汗、咽喉乾燥、小便短赤，輕度浮腫等症的肝腎陰虛型慢性腎炎。

■ 山藥炒紫河車

　　[食材] 鮮山藥 50 克，紫河車 50 克。

　　[步驟] 將山藥、紫河車切片同炒，以醋、醬油調味。

　　[用法] 每日 1 劑，分 3 次食完。

　　[功效] 補脾胃，消水腫。

■ 黃耆粥

　　[食材] 黃耆 30 克，粳米 50 克，陳皮 1 克。

　　[步驟] 先將黃耆加水煎煮取汁，去渣，再將粳米倒入藥汁中煮粥，

等粥熟後可加陳皮末 1 克，稍煮即可。

[用法] 可供早、晚餐食用。

[功效] 補益元氣，健脾益腎。

■ 排骨皮蛋粥

[食材] 排骨 500 克，皮蛋 1 個，白米 250 克，花生仁 100 克，蔥少許。

[步驟] 先將花生仁用清水浸泡 1 夜，排骨用鹽醃數小時，皮蛋去殼，切小粒。把排骨放入沸水內煮粥，待粥熟後放入皮蛋，稍煮即成。

[用法] 早、晚服食。

[功效] 滋陰潤燥，止血止痢，適用於慢性腎炎。

■ 紅棗益脾糕

[食材] 白朮 10 克，乾薑 1 克，紅棗 30 克，雞內金 10 克，麵粉 500 克，白糖 300 克。

[步驟] 將白朮、乾薑、紅棗、雞內金入鍋內熬煮，去渣取汁，將汁倒入麵粉，加入白糖、發麵粉揉成麵團，發酵後加鹼蒸糕。

[用法] 每日 1 次，每次 50 克，常食。

[功效] 適用於浮腫消退、面色無華、欲食減少、失眠多夢等症的氣血不足型慢性腎炎。

■ 甘薯醋方

[食材] 甘薯 250 ～ 500 克，米醋 30 克。

[步驟] 先將甘薯洗淨切塊，加米醋和水適量，煮熟食用。

[用法] 每日 1 次。

[功效] 利水消腫，適用於慢性腎炎所致全身水腫。

慢性腹瀉

腹瀉是消化系統疾病中的一種常見的症狀。主要是指排便次數多於平時，糞便稀薄，含水量增加，有時脂肪增多，帶有不消化物，或帶有膿血。如已 2 個月不癒者，即稱為慢性腹瀉。本病一年四季均可發生，但以夏秋兩季較多。病人多伴有腹痛、腹脹、腹鳴、食慾減退、消化不良、消瘦乏力等症狀。利用補益食療方法治療本病，能取得良好療效。常用的補益食療藥膳方有：

■ 三寶糊

[食材] 生山藥 30 克，三七 6 克，鴉膽子 2 粒。

[步驟] 將生山藥研成粉狀，三七也研成粉狀，鴉膽子去皮備用。鍋內加清水 500 毫升，將山藥調和鍋中，用中火熬煮，煮時不斷攪動，煮 2 ～ 3 沸即可。

[用法] 每日 1 次，用糊送服三七粉和鴉膽子。可作早餐食用。

[功效] 補脾益胃，清熱解毒，止血止瀉。

■ 五香檳榔

[食材] 檳榔 200 克，陳皮 20 克，丁香 10 克，豆蔻 10 克，砂仁 10 克，食鹽 100 克。

[步驟] 將以上各藥放入鍋中，加清水和食鹽適量，先用武火燒沸，後改用文火煎煮，使藥液涸乾，停火待冷；將檳榔取出，用刀剁成黃豆大小碎塊即成。

[用法] 飯後口含檳榔少許，然後吃下，常食。

[功效] 適用於腹痛作脹、瀉下溏薄、胸脅滿悶、噯氣食少等症的肝氣犯脾型慢性腹瀉。

■ 枯礬棗樹皮醋方

[食材] 枯礬 15 克，棗樹皮 30 克，醋適量。

[步驟] 先將棗樹皮炒成炭，與枯礬一同研成細末，備用。

[用法] 口服藥末 10 克，每日 3 次，用溫醋送服。

[功效] 止瀉。適用於慢性腹瀉。

■ 蛋餅

[食材] 蛋 3 顆，生薑 15 克，蔥適量，米醋 15 毫升，油適量。

[步驟] 先將蛋打入碗中，薑洗淨切碎放入蛋碗中，加鹽適量，蔥切碎加入攪勻。鍋內加入油，燒熱，將調好的蛋液煎成餅，熟時加入米醋 15 毫升烹之即可。

[用法] 每日 1 ～ 2 次，當點心食用。

[功效] 解表散寒，溫胃止瀉，解毒。

■ 烏梅膏

[食材] 烏梅 15 ～ 20 克，粳米 100 克，冰糖適量。

[步驟] 先將烏梅入鍋，加水適量，煎煮至汁濃時，去渣取汁，加入淘淨的粳米煮粥，至米爛熟時，加入冰糖稍煮即可。

[用法] 每日 2 次，溫服，可作早晚餐服用。

[功效] 抑肝扶脾，澀腸止瀉，止痛，解毒。

■ 桔餅桂圓糖

[食材] 桔餅 120 克，桂圓肉 1,000 克，白糖 50 克。

[步驟] 先將桔餅、桂圓肉切碎，將白糖放鍋中加適量水，用文火熬煮至濃稠；把菜盤表面塗一層麻油，將做好的桔餅、桂圓肉、糖放入，待涼，再切成塊即成。

[用法] 經常當點心食用。

[功效] 適用於大便時溏時瀉、飲食不化、面色萎黃、肢倦乏力等症的脾胃虛弱腹瀉。

■ 茯苓粉粥

[食材] 茯苓粉 30 克，白米 30 克，紅棗 7 個。

[步驟] 先將白米淘淨入鍋，加水適量煮粥，待煮幾沸後放入洗淨去核的大棗，煮至即成粥時，再加入茯苓粉，用筷子攪勻成粥。可加糖少許。

[用法] 每日 1～2 次，可作早、晚餐服用。

[功效] 健脾滲溼，調中止瀉。

便祕

便祕是指大便經常祕結不通，排便時間延長，或有便意而排便困難。便祕的發生，主要是由於大腸的蠕動功能失調，糞便在腸內滯留過久，水分被過度吸收，而使糞便過於乾燥、堅硬所致。其臨床表現是：大便祕結，排出困難。經常 3、5 天或 7、8 天才排便一次，有時甚至更久。便祕日久，常可引起腹部脹滿，甚則腹痛、食慾不振、頭暈頭痛、

睡眠不安。長期便祕還會引起痔瘡、便血、肛裂等。中醫臨床上分熱祕、氣祕、氣虛便祕、血虛便祕、冷祕等類型進行辨證施膳。另外，平時常常服用一些潤腸通便的膳食，對於預防本病的發生有改善作用。常用的補益食療藥膳方有：

■ 柏子仁蜜粥

[食材] 柏子仁 20 克，粳米 100 克，蜂蜜適量。

[步驟] 先將柏子仁去盡皮殼雜質，稍搗爛，入砂鍋中，加入適量水與粳米同煮為稀粥，待粥將成時，兌入蜂蜜，再稍煮 1 ～ 2 沸即可。

[用法] 每日 1 劑，分 2 次熱服，連服 3 天。

[功效] 潤腸通便，養心安神。

■ 杏仁當歸燉豬肺湯

[食材] 杏仁 15 克，當歸 15 克，豬肺 250 克。

[步驟] 將豬肺切片，擠洗豬肺氣管中的泡沫，與杏仁、當歸同放入砂鍋內煮湯，煮熟後調味即可。

[用法] 吃豬肺飲湯。每天 1 次，連續食用數天。

[功效] 溫通開祕。適用於腹中攻痛、大便艱澀、難以排出、四肢不溫等症。

■ 醋蛋液

[食材] 蜂蜜適量，蛋 1 顆，食醋 150 克。

[步驟] 先將蛋洗淨，放入廣口玻璃瓶中，倒入醋，密封 48 小時，待蛋殼軟化，僅剩下薄皮包著脹大的蛋時啟封，將蛋清、蛋黃與醋攪勻，再放置 24 小時即成。

[用法] 1 劑分 7 日服完，每日 1 次，每次 30 克，加溫開水 2 ～ 3 倍及蜂蜜調勻，於清晨空腹時服用，軟蛋皮可 1 次食完。

[功效] 開胃消食，潤腸通便。

■ 牽牛子粥

[食材] 牽牛子末 1 克，粳米 50 ～ 100 克，生薑 2 片。

[步驟] 先用粳米煮粥，待煮沸放入牽牛子末及生薑，煮成稀粥服食。

[用法] 每日 1 次，不可長期服用。

[功效] 瀉水，通便。適用於大便祕結。

■ 菠菜薑醋方

[食材] 菠菜 250 克，生薑 25 克，食鹽 2 克，醬油 5 克，香油、花椒、味精、醋各適量。

[步驟] 先將菠菜洗淨切成段，生薑去皮切成絲，鍋內加清水，置火上燒沸，將菠菜在沸水中略焯一下，撈出瀝淨水，輕輕擠一下，裝在盤內，抖散晾涼，再將薑絲、醋等調味料一起加入涼拌，拌勻入味即成。

[用法] 佐餐食用。

[功效] 養血通便，適於老年性便祕和習慣性便祕。

■ 蜂蜜粥

[食材] 蜂蜜 50 克，糯米 50 克。

[步驟] 先將糯米洗淨，放入沸水中煮粥，粥成後調入蜂蜜即成。

[用法] 早、晚溫熱服食。

[功效] 補中緩氣，滑腸通便。適用於脾胃虛弱、脘腹作痛、肺虛久咳、腸燥便祕等。

■ 黃酒核桃泥湯

[食材] 核桃仁 5 個，白糖 50 克，黃酒 50 毫升。

[步驟] 將核桃仁放在瓷碗或蒜罐內，用擀麵杖搗碎成泥，再放入鍋中，加黃酒置小火煎煮 10 分鐘。

[用法] 每日 2 次，每天 1 劑，加糖用沸水沖服。

[功效] 益氣潤腸。適用於便不乾硬、無力排便、便後疲乏、甚至汗出氣短、面色神疲等症。

貧血

貧血，是缺鐵性貧血、再生障礙性貧血等多種貧血的總稱。但以缺鐵性貧血和再生障礙性貧血較為多見。這兩種類型的貧血的臨床表現各有不同，缺鐵性貧血主要有皮膚和黏膜顏色蒼白、疲軟無力、頭暈耳鳴、眼花、記憶力減退，嚴重者可出現眩暈、心悸、氣短，甚至心絞痛、心力衰竭；再生障礙性貧血主要表現為貧血、出血、發熱和感染。急性型多見於兒童和青壯年，男多於女，起病較急，常以貧血或出血發病。慢性型多見於成年人，男多於女，常以貧血發病，以發熱、出血發病者少見，出血部位較少，程度也較輕。貧血屬於中醫學「血虛」、「虛勞」、「虛黃」 等病症的範圍。對於本病的補益食療，當以辨證施食，根據不同病機施於不同的藥膳。常用的補益食療藥膳方有：

■ 山藥麵

[食材] 山藥 50 克，羊肉 250 克，蛋 1 顆，白麵、生薑汁、豆粉、

蔥、鹽各適量。

[步驟] 將山藥洗淨切塊，蒸熟研成泥狀，再與白麵、豆粉、蛋液、生薑汁和勻，製成麵皮，切成麵條，煮熟；將羊肉切成丁炒熟，用蔥、鹽調味，拌入麵食。

[用法] 可佐餐隨量食用。

[功效] 健脾益氣。適用於面色萎黃或蒼白、神疲乏力、舌質淡、苔黃膩等貧血症狀。

■ 鯉魚補血羹

[食材] 鯉魚 1 條（約 500 克），桂圓肉 15 克，山藥 15 克，枸杞子 15 克，大棗 4 枚（去核），黃酒 100 毫升。

[步驟] 鯉魚洗淨去鱗及內臟，切成 3 段，放入盆內，將山藥、大棗、枸杞子、桂圓肉放盆內，加沸水及黃酒，加蓋蒸 3 ～ 4 小時即可服食。

[用法] 可佐餐食魚肉喝湯。

[功效] 補益氣血。適用於面色蒼白或萎黃、頭暈目眩、心悸耳鳴、精神不振、舌質淡、少苔等症的缺鐵性貧血。

■ 犀角花生衣粥

[食材] 犀角 6 克，花生衣 15 克，粳米 100 克。

[步驟] 先將犀角、花生衣分別磨為細粉備用。粳米加水 500 毫升，在鐵鍋內煮成稀粥，兌入藥粉，和勻，再煮 2 ～ 3 沸，待食。

[用法] 每日 3 次，溫熱服食，孕婦忌服。

[功效] 瀉火解毒，涼血消斑。適用於再生障礙性貧血。

■ 二冬甲魚湯

[食材] 甲魚 1 隻，天冬、麥冬各 15 克，枸杞 5 克，生地 15 克，火腿 50 克，蔥、薑及料酒各適量。

[步驟] 甲魚洗淨去內臟、爪、尾等，放入鍋中先煮 20 分鐘，取出，剔去上殼和腹甲，切成 3 公分段，與調味料及諸藥同煮，待甲魚熟透即成。

[用法] 可佐餐服食，飲湯食肉。

[功效] 滋陰降火，寧絡止血。適用於再生障礙性貧血。

■ 參歸燉羊心

[食材] 羊心 1 個，紅棗 10 ～ 15 枚，鹽適量。

[步驟] 將羊心洗淨切塊，將紅棗洗淨，與羊心一起入鍋內，加水適量煲湯，湯好後加入食鹽調味。

[用法] 每日 2 次，吃羊心喝湯。

[功效] 養心血，補脾氣。適用於缺鐵性貧血。

低血壓

低血壓是指患者在較長時間內收縮壓低於 90 毫米汞柱、舒張壓低於 60 毫米汞柱。發病以女青年多見。低血壓的主要表現有：思睡、虛弱、頭昏、頭痛、失眠、記憶力差、精力不集中、疲勞乏力及心前區悶痛，嚴重者發生頭暈與昏厥，收縮壓與舒張壓均明顯下降。低血壓屬於中醫學「眩暈」、「虛損」等病症範圍。常用的補益食療藥膳方有：

■ 生脈粥

[食材] 人參6克（或黨參21克），麥冬15克，五味子6克，粳米100克。

[步驟] 將人參、麥冬、五味子加適量水煎熬，濾汁去渣，再加入粳米和適量清水，用小火慢熬成粥。

[用法] 每日1劑，分2次食完。

[功效] 適用於氣陰兩虛型的低血壓的倦怠無力、心悸心煩、頭暈目眩、口乾咽燥等症狀。

■ 草莓醋方

[食材] 白草莓1,000克，冰糖或白糖1,000克，食醋900克。

[步驟] 先將白草莓洗淨瀝乾，除去蒂及破損果粒，放入大口瓶中，加入醋和白糖或冰糖，醃漬一下，每天攪拌1次，6天後即可飲用，再過6天可去草莓渣。

[用法] 經常代茶飲用。

[功效] 祛風散寒，清熱解毒。適用於便祕、貧血、低血壓等症。

■ 牛肉凍膠

[食材] 牛肉1,000克，黃酒250克。

[步驟] 將牛肉洗淨，切成小塊，放入大鋁鍋內，加水適量煎煮，每小時取肉汁1次，加水再煮，前後共取肉汁4次；合併肉汁液，以小火繼續煎熬，煮至肉汁黏稠時，加入黃酒，再熬至黏稠時停火，將黏稠液倒入盆內，冷藏備用。

[用法] 每次取牛肉膠凍3湯匙，每日3次，常食。

[功效] 適用於頭暈乏力、氣短、精神疲乏、心悸胸悶、四肢不溫

等症的低血壓症。

■ 淫羊藿酒

[食材] 淫羊藿 30 克，白酒 500 毫升。

[步驟] 將淫羊藿放入白酒中，密封，浸泡 7 天。

[用法] 每天早、晚空腹飲用 2 次，每次 15 克左右，連服至血壓升到正常或自覺症狀消失以後，再續服 1 個月鞏固療效。

[功效] 適用於頭暈乏力、氣短、怕冷、精神疲憊、常有汗出、心悸胸悶、舌質淡胖等氣陽兩虛型低血壓。

■ 肉桂燉雞肝

[食材] 雞肝 1 ～ 2 副，肉桂 2 ～ 3 克，生薑、食鹽各適量。

[步驟] 將雞肝、肉桂洗淨，同放入瓷碗內，加入生薑及清水適量，加蓋，放入鍋內隔水蒸，至雞肝燉熟，加鹽及味精調料即可。

[用法] 吃雞肝喝湯，每日 1 劑，常食。

[功效] 適用於氣陽兩虛型低血壓。

泌尿系結石

尿路結石包括腎結石、輸尿管結石、膀胱結石及尿道結石等，是泌尿系統的常見病，多見於 30 ～ 40 歲的男性，典型病例的主症，可有尿時挾石、小便艱澀、尿時尿道疼痛，或腹部絞痛難忍，尿中帶血，並可見腰痛，疼痛向膀胱及外生殖器放射，伴有尿急、尿頻或尿少、尿閉等。屬中醫學「砂淋」、「石淋」範疇。其治療原則為清熱利溼，通淋排石。常用的補益食療藥膳方有：

■ 魚腦石散

[食材] 黃花魚頭中的魚腦石 2 克。

[步驟] 將魚腦石焙燥研成細末。

[用法] 溫水送服，每日 2 次，每次 2 克，連服 2 週。

[功效] 適用於腰腹絞痛，痛時向陰部放射，小便頻數，淋瀝不暢，尿帶血，有時有砂石排出等症的氣滯血瘀型泌尿系結石。

■ 玉米鬚即溶飲

[食材] 鮮玉米鬚 1,000 克，白糖 500 克。

[步驟] 將玉米鬚洗淨，加水適量，煎煮 1 小時，去渣取汁，繼續用小火煮至濃縮，到將要乾鍋時，停火冷卻，拌入白糖，待煎液吸盡，混勻晒乾，壓碎後裝瓶備用。

[用法] 每日 3 次，每次 10 克，用沸水沖化頓服。

[功效] 清熱利溼，通淋排石。適用於溼熱蘊結型尿路結石。

■ 海金砂茶

[食材] 海金沙 15 克，綠茶 2 克。

[步驟] 將上述 2 味藥放入杯中，用沸水沖泡。

[用法] 每日清晨空腹飲用 1 杯，以後可代茶隨時飲服，連用 2 個月。

[功效] 適用於腰腹絞痛、或向陰部放射、尿頻、淋瀝不暢等症的尿路結石。

■ 核桃冰糖

[食材] 核桃仁、冰糖、麻油各 120 克。

[步驟] 先將核桃仁用麻油炸酥後，研細末，再和研碎的冰糖混合均勻。

[用法] 成人每日分 2 次服完，小兒可分 4 次服完上量。開水沖服，連續服用。

[功效] 補腎強腰，排石。

■ 金硝散

[食材] 雞內金 50 克，芒硝 50 克，金錢草 30 克。

[步驟] 將雞內金、芒硝研成細末備用。

[用法] 每日 2 次，每次 6 克，用金錢草 30 克煎湯送服。

[功效] 清熱利溼，活血消石。

■ 金錢草薏仁粥

[食材] 金錢草 30 克，薏仁 90 克。

[步驟] 將金錢草加水煎煮取汁 1 碗，薏仁煮粥 3 碗，再將藥汁倒入粥內拌勻。

[用法] 每日 2 次，每次 2 碗，連用 2 週。

[功效] 適用於小便頻數、淋瀝不盡、或尿中帶血、有時有砂石排出、舌紅苔黃膩等症的下焦溼墊型尿路結石。

血小板減少

凡皮膚黏膜自發性出現出血點或出血斑，或出血不止者，均稱之為紫癜。臨床上分為血小板減少性紫癜和過敏性紫癜。血小板減少性紫癜是因血小板減少所引起，其發病可急可緩，主要症狀為皮下點狀出血，瘀斑或烏青斑，分布不一，而四肢多於軀幹，急性型多見於兒童，慢性

型多見於女性。本病屬於中醫學「血證」和「發斑」的範疇。可以用補益食療的辦法治療。常用的補益食療藥膳方有：

■ 梨藕荸薺飲

[食材] 去皮梨 2 個，鮮藕 250 克，生荸薺 125 克，生地 15 克，白糖適量。

[步驟] 將鮮藕、荸薺、生地洗淨，與梨一同入鍋內，加水適量，煎煮取汁，加入白糖即可。

[用法] 每日 1 劑，分數次服。

[功效] 清熱養陰，涼血止血。適用於發病急驟，初有寒熱，皮膚紫癜，量多成片，甚至血尿等出血症狀。

■ 生地粥

[食材] 鮮生地 100 克或乾地黃 50 克。

[步驟] 將生地洗淨，加適量清水煎煮 1 小時，撈去藥渣，倒入粳米，用小火煮爛成粥。

[用法] 可佐餐分頓隨量食用。

[功效] 適用於血小板減少性紫癜。

■ 豬皮花生湯

[食材] 豬皮 50 克，帶皮花生 30 克。

[步驟] 將豬皮切成小塊，與帶皮花生一同放入鍋中，加水適量，用小火煎煮，湯汁越稠療效越佳。

[用法] 分 2 次服食，可加紅糖少許調味。1 週為 1 療程。

[功效]　益氣攝血。適用於皮膚有瘀斑、頭昏目眩、心悸耳鳴、口淡無味等症狀的血小板減少性紫癜。

■ 滋陰膏

[食材]　麥冬 50 克，阿膠 50 克，龜板膠 50 克，冰糖 50 克，紅棗 100 枚，黃酒 20 毫升。

[步驟]　先將麥冬、紅棗加水煮取濃汁 500 毫升，去藥渣留紅棗另食，將阿膠、龜板膠加水 100 毫升隔水蒸化，兌入藥汁，加冰糖、黃酒，用小火慢熬收膏。

[用法]　每次服 20 毫升，1 日 3 次。

[功效]　滋陰，清熱，止血。適用於血小板減少性紫癜。

■ 生地側柏茅根湯

[食材]　生地 50 克，側柏葉 15 克，白茅根 100 克，白糖適量。

[步驟]　生地、側柏葉、白茅根共加水煎煮取汁，加入白糖即可。

[用法]　每日 1 劑，連用 1 週。

[功效]　適用於皮膚紫斑較多、出血嚴重、出血量多而鮮、伴有低熱、口渴多飲、手足心熱等症的陰虛內熱型血小板減少性紫癜。

心肌炎

　　心肌炎多發生於青少年及青壯年，多為病毒感染所致。一般有上呼吸道感染的病史，臨床上可有持續性和間歇性發熱、心跳過快、心律不整、心區刺痛、心悸、乏力、面色蒼白、多汗、頭暈、關節痛及呼吸困難等症狀。心肌炎多屬中醫「心悸」、「怔忡」、「水腫」等範圍，藥膳

食療可作為本病的輔助療法，對於本病後期的康復也有功效。常用的補益食療藥膳方有：

■ 參桂養榮酒

[食材]　生晒參、糖參各 50 克，桂圓肉 200 克，玉竹 80 克，砂糖 1,600 克，52 度白酒 3,000 毫升。

[步驟]　將生晒參、糖參、桂圓肉、玉竹切碎，放入大口瓶內，倒入白酒 1,500 毫升，密封，浸泡半月，去渣取藥酒。砂糖加水適量加熱溶解，過濾，與藥酒及剩餘的 1,500 毫升白酒合併，攪勻，再放半月，過濾取藥酒。

[用法]　1 日 2 次，每次 20 毫升。

[功效]　補血養心，益氣安神。適用於心悸、頭暈乏力、面色無華、夜寐多夢等症。

■ 溫胃煮散

[食材]　人參 6 克，附片 1.5 克，生薑 0.3 克，蛋 1 顆。

[步驟]　將人參、炮附子研為細末，生薑切碎，一同入鍋，加水適量，置小火上煎煮，取藥汁，然後將蛋打破取蛋清加入藥汁內，調勻。

[用法]　每日清晨空腹頓服。

[功效]　回陽固脫。適用於心悸氣急、不能平臥、大汗淋漓、手足厥冷等症。

■ 生薑紅糖粥

[食材]　生薑 5 ～ 10 克，粳米或糯米 100 克，大棗 5 枚。

[步驟]　生薑切成小片，與粳米加水同煮成粥，加大棗，待粥熟後

加白糖調服。

[用法] 早、晚服食。

[功效] 振奮心陽、化氣利水。適用於心悸胸悶、胸脘痞滿、噁心吐涎，渴不思飲等症狀的水氣凌心型心肌炎。

■ 補虛正氣粥

[食材] 炙黃花 30 ～ 60 克，人參 3 ～ 5 克（或黨參 15 ～ 30 克），粳米 100 ～ 150 克，粳米少許。

[步驟] 先將黃耆、人參切成薄片，用冷水浸泡半小時，入砂鍋煎煮，待沸後改用小火煎成濃汁，取汁後，再加冷水如上法煎取藥汁，去渣，兩次藥汁合併，分兩份於每日早晨和晚上同粳米加水煮粥，粥成後，加白糖少許，稍煮即可。人參也可製成參粉與黃耆粥同煮服食。

[用法] 每日 2 次，早、晚服食。

[功效] 溫陽利水。適用於心悸自汗、形寒肢冷、神疲尿少、下肢浮腫等陽虛水泛型心肌炎。

■ 柏子仁茶

[食材] 炒柏子仁 15 克。

[步驟] 將柏子仁放入杯中，用沸水浸泡。

[用法] 每日 1 劑，代茶隨時飲。

[功效] 補血養心，益氣安神。適用於心悸，頭暈乏力，神疲倦怠等症。

第十章 外科疾病食療藥膳

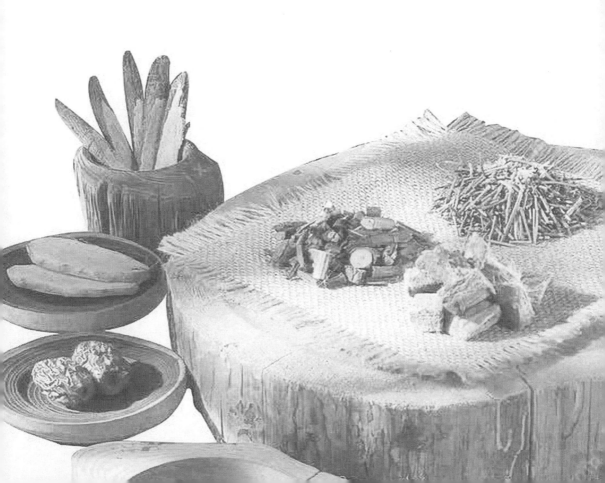

癤瘡

癤瘡是一種生於皮膚淺表的急性化膿性疾患，中醫屬「癤病」的範疇。其特點是此癒彼起，日久不癒。中醫以其發生的部位不同有不同的名稱：如生於項後髮際後的稱「髮際瘡」；生於臀部的叫「坐板瘡」等。本病任何季節都可發病，夏季更多見。臨床上採用內、外治法，補益食療藥膳對治療癤瘡也有良好的作用。常用的補益食療藥膳方有：

■ 益壽鴿蛋湯

[食材] 鴿蛋 4 個，枸杞子 10 個，龍眼肉 10 克，制黃精 10 克，冰糖 50 克。

[步驟] 先將枸杞子、龍眼肉、制黃精洗淨切碎。冰糖研碎放在碗內。鍋中加水 700 毫升，將切碎的三味藥加入，同煮沸 15 分鐘後，再把鴿蛋打破逐個下入鍋內，將冰糖放入煮至蛋熟止火。

[用法] 每日服 2 ～ 3 次，服完上膳 1 劑，食蛋飲湯，連服七日。

[功效] 適用於癤瘡等症。

■ 綠豆陳皮湯

[食材] 綠豆 50 克，金銀花 15 克，陳皮 6 克，甘草 5 克。

[步驟] 將以上藥物同入鍋，加水適量用文火煎煮，去渣取汁。

[用法] 1 日 1 次，連服 3 ～ 4 日。

[功效] 消熱解毒，排膿消腫。

■ 蒲公英粥

[食材] 鮮蒲公英 100 克（或乾品 50 克），粳米 100 克。

[步驟] 取蒲公英全草，洗淨切碎，煎取濃汁，去渣，以藥汁與粳米同煮為粥。

[用法] 分頓隨量食用。

[功效] 適用於癰瘡熱毒重者。

■ 木棉花糖水

[食材] 木棉花 30 ～ 50 克，白砂糖適量。

[步驟] 木棉花加水 2 碗半煎汁 1 碗，加白糖即成。

[用法] 去渣一次飲用。

[功效] 利溼清熱。

■ 香椿魚

[食材] 鮮香椿葉 250 克，麵粉適量。

[步驟] 先將香椿葉洗淨，切碎，加入麵粉盆內，水適量，調成糊狀。素油燒熱，把糊料用勺慢慢放入油鍋內，成條索狀，形似一條條小魚，炸焦黃後，撈出，瀝油即成。

[用法] 每日 2 ～ 3 次，隨量服食，亦可佐餐食用。

[功效] 清熱利溼，利尿解毒，療癰瘡。

■ 野鴨粥

[食材] 野鴨肉 200 克，糯米 150 克，豬五花肉 50 克，料酒 10 克，大白菜 10 克，食鹽、蔥、薑、味精、麻油各適量。

[步驟] 先將大白菜洗淨切成絲，然後把野鴨肉、豬五花肉分別切成丁，放碗內，加蔥頭、薑塊、料酒、食鹽等，上籠蒸至爛熟後，去鴨

骨、蔥和薑，最後將糯米洗淨入鍋加肉湯上火燒開，加大白菜和蒸好的鴨肉及豬五花肉，用小火煮片刻，放入麻油、味精調味即可。

[用法] 佐餐分頓服食。

[功效] 補中益氣。適用於水腫、解毒瘡癤等症。

癰病

癰是一種發生於皮肉之間的急性化膿性疾患。其特點是局部光軟無頭，紅腫燒灼痛，結塊範圍多在 6 ～ 9 公分左右，發病迅速，易腫、易膿、易潰、易斂，或有惡寒、發熱、口渴等全身症狀，一般不會損傷筋骨。本病多由外感六淫，過食肥甘厚膩，內鬱滋熱火毒，或外來傷害，感受毒氣等原因所致。好發於皮膚較厚的部位。運用補益食療方法，對治療本病能起到良好的效果，常用的補益食療藥膳方有：

■ 蒲公英粥

[食材] 蒲公英 60 克或鮮品 90 克，金銀花 100 克，白米 100 克。

[步驟] 先將蒲公英洗淨切碎，與金銀花一同煎煮取汁去渣，將洗淨的白米倒入藥汁內，用小火同煮成粥。

[用法] 每日 1 劑，分 2 次食完，連服 5 日。

[功效] 清熱解毒，行瘀活血。用於患處突然腫脹不適、光軟無頭、表皮捻紅等症。

馬齒莧大青葉方

[食材] 馬齒莧 50 克，大青葉 50 克，金銀花 50 克。

[步驟] 將以上 2 味藥洗淨，加清水適量，一同煎煮取汁。

[用法] 每日 1 次，連服 4 ～ 5 日。

[功效] 消腫透膿。

■ 三豆方

[食材] 綠豆 15 克，赤小豆 15 克，黑大豆 15 克，甘草 9 克。

[步驟] 將三豆去雜質洗淨同放砂鍋內，加水適量煎煮，待三豆爛熟後，吃豆喝湯。

[用法] 每日 1 次，加服數日。

[功效] 消腫透膿。

丹毒

丹毒是指皮膚突然發紅，色如塗丹的一種急性感染性疾病，是由於火邪侵犯，血分有熱，鬱於肌膚而致。多發於顏面及下肢。本病的特點是：起病突然，全身可有發熱、畏寒、頭痛、乏力，骨節酸痛，納差，大便祕結，小便短赤。患部皮膚呈鮮紅色，燒灼樣疼痛，腫脹，迅速擴大，按壓時紅色稍退，放下後立即恢復。治療本病的原則為清熱解毒，涼血化瘀。在進行補益食療時，也要辨證施食，因時制宜，因人而異。常用的補益食療藥膳方有：

■ 油菜蝦米粥

[食材] 油菜葉 150 克，粳米 100 克，蝦米 25 克，豬油 25 克，味精、食鹽各適量。

[步驟] 先將油菜葉洗淨，切碎，蝦米洗淨切碎。粳米洗淨入鍋，加水適量煮粥，待粥將熟時，放入油菜、蝦米、豬油、鹽、味精，

再煮 1 ～ 2 沸即成。

[用法] 每日 1 ～ 2 次，可作早晚餐溫服。

[功效] 清熱解毒，溫補托毒。

■ 黃瓜土豆茯蛇粥

[食材] 烏梢蛇 250 克，黃瓜 500 克，土茯苓 100 克，赤小豆 60 克，生薑 30 克，紅棗 10 枚。

[步驟] 將烏梢蛇剝皮，去內臟，放入碗內，上籠蒸至爛熟，取肉去骨備用。赤小豆洗淨，紅棗洗淨去核，切碎備用。鮮黃瓜切成碎片。先將土茯苓與生薑入鍋，煮 1 小時，去渣取汁。再把赤小豆、紅棗入湯內煮粥，待粥熟後，入烏梢蛇肉與黃瓜片，稍煮片刻即可。

[用法] 每日早晚溫熱服食，3 ～ 5 天為 1 個療程。在食粥期間要忌茶。

[功效] 清熱解毒，除溼化瘀。適用於熱瘡毒、爛瘡、丹毒等症。

■ 油菜粥

[食材] 鮮油菜葉 50 ～ 100 克，粳米 100 克，鹽適量。

[步驟] 先將油菜葉洗淨切碎。粳米淘淨入砂鍋，加水適量煮至粥將熟時，加入油菜，加鹽適量，再煮 1 ～ 2 沸即可。

[用法] 每日 2 次，早晚各 1 次，溫服。

[功效] 補中益氣，解熱，通利腸胃，療丹毒。

■ 蒼朮膏

[食材] 蒼朮 300 克，蜂蜜 200 克。

[步驟] 將蒼朮加水浸泡 2 小時，加熱煎煮，每隔半小時取煎汁 1

次，共取 3 次，合併 3 次煎液，先用大火煮沸，後改小火煎熬濃縮至 200 毫升左右時，加入蜂蜜，繼續熬煉收膏。

[用法] 每日 3 次，每次 4 湯匙，用開水沖化飲服。

[功效] 適用於反覆發作的下肢丹毒。

痔瘡

痔是直腸末端黏膜下和肛管皮下的靜脈叢發生擴大、曲張所形成柔軟的靜脈團。並因此而產生出血、栓塞或團塊脫出。是一種常見的肛門疾病。多發生青壯年，由於痔的發生部位不同，可分內痔、外痔和混合痔。痔由瘀滯、溼熱以及血虛所致。臨床除對症治療外，藥膳食療對本病亦有較好的療效。常用的補益食療藥膳方有：

■ 空心菜蜜膏

[食材] 空心菜 2,000 克，蜂蜜 250 克。

[步驟] 先將空心菜洗淨，切碎，用紗布絞汁去渣。然後把菜汁放入鍋內，先用大火煮沸，後改用小火煎煮濃縮，至汁液稠厚時，加入蜂蜜，再用小火煮至黏稠時停火收膏，晾涼後裝瓶備用。

[用法] 每日 2 次，每次 1 匙，用溫開水沖化飲服。

[功效] 清熱解毒，潤腸通便。適用於外痔患者。

■ 杏仁粥

[食材] 杏仁 20 個，白米 50 克。

[步驟] 杏仁去皮尖。將白米煮粥，待粥快熟時，將杏仁放入粥內，粥熟加入白糖即成。

[用法] 晨起空腹作早餐食用。

[功效] 適用於大便乾燥、痔瘡下血等症。

■ 羊血米醋方

[食材] 羊血 250 克，米醋 300 克。

[步驟] 待羊血凝固後用沸水燙一下，將血汙水倒出，切成小方塊，下入米醋內，置火上煮，加入調味料調味。

[用法] 只吃羊血，不飲醋湯，口服 1 次，連用 5 日。

[功效] 散瘀解毒，止血補血。適用於內痔出血。

■ 清蒸鱔魚羹

[食材] 活鱔魚 1,000 克，火腿 10 克，香菇 25 克，玉蘭片 40 克，豬油 10 克，蔥白、豌豆苗各適量，料酒、鹽、味精、澱粉、高湯各適量。

[步驟] 先將鱔魚去頭、骨、內臟，洗淨，入沸水鍋中浸一下，再用清水漂洗乾淨，切成長約 2 吋的小段，背面割十字花刀，擺在盤中。將蔥白切段，火腿、玉蘭片、香菇均切成片，豬油切成小丁，撒在鱔魚上。加入高湯、鹽、料酒、味精，上蒸籠蒸 15 分鐘，將原湯倒入鍋中，加高湯煮沸勾芡澆在鱔魚身上，撒上豌豆苗點綴即可食用。

[用法] 每日 1 次，可佐餐食用。

[功效] 補氣血，健脾消食，潤腸止血。適用於痔瘡出血。

■ 當歸蓯蓉豬血羹

[食材] 當歸身 15 克，冬葵菜 250 克，肉蓯蓉 15 克，豬血 125 克，香油、熟豬油、蔥白、食鹽、味精各適量。

[步驟] 將當歸身、肉蓯蓉洗淨，加水適量，熬煮取汁；將冬葵菜撕去筋膜，洗淨，放入鍋內，將原已煎好的當歸藥汁加入鍋煎煮，煮至冬葵菜熟時，將已煮的豬血切成片或條，與熟豬油、蔥白、食鹽、味精、香油一併加入，混合均勻。

[用法] 晨空腹溫熱服食。

[功效] 養血潤腸通便。適用於大便出血、便血日久、面色無華等症。

■ 皂角刺丸

[食材] 皂角刺 60 克，臭樗皮（微炙）30 克，防風 30 克，赤芍 30 克，枳殼 30 克，醋 600 克。

[步驟] 將以上 5 味藥搗碎為末，用醋熬一半藥末成膏，再將餘下藥末和成藥丸，如小豆大，備用。

[用法] 日服 3 次，飲前用防風湯（取防風 10 克，加水煎）送下 20 丸。

[功效] 活血消腫，排膿止痛。適用於痔瘡、肛邊癢痛不止。

脫肛

脫肛又稱肛管直腸脫垂，是直腸黏膜、肛管、直腸和部分乙狀結腸向下移位，脫出肛門外的一種疾病。本病主要是由於氣血不足、氣虛下陷、不能收攝等所致，多見於小兒和老年人。其主要表現為排便時有腫物自肛門脫出，早期脫出不多，便後能自行復位，但日久失治時，便後脫出後必須用手托回；有的因經常脫出，局部可產生炎症、充血、水腫或糜爛、出血等。採用補益食療以補氣、升提、固攝為基本治療。常用的補益食療藥膳方有：

■ 金櫻子粥

[食材] 金櫻子 30 克，粳米 50 克。

[步驟] 先煮金櫻子取汁去渣，用汁煮米做粥即可。

[用法] 供早餐食用。

[功效] 益腎固精，縮尿止瀉。適用於小便頻數、脫肛等症。

■ 鰍魚粥

[食材] 大鰍魚 250 克，粳米 100 克，火腿末、蔥薑末、料酒、食鹽、胡椒粉、味精適量。

[步驟] 將鰍魚殺後洗淨，放入碗內，加上蔥薑、料酒、精鹽、火腿末上籠蒸至爛熟，揀去魚刺、頭、骨待用。再把淘淨的米放進沸水鍋裡煮成粥，加入碗內的魚肉等物及味精、胡椒粉、豬油，稍煮即可。

[用法] 每日早晚，溫熱服食。

[功效] 補中益氣，袪風利溼。適用於痔瘡，脫肛等症。

■ 參耆精

[食材] 黨參、黃耆各 250 克，白糖 500 克。

[步驟] 將上述藥洗淨，用冷水泡透，加水適量煎煮，每半小時煎液 1 次，加水再煎，共煎 3 次，合併煎液，再以小火煎煮濃縮至黏稠時停火，拌入乾燥的白糖粉，把煎液吸盡，混勻晒乾，壓碎裝瓶備用。

[用法] 每日 2 次，每次 10 克，用沸水沖化服用。

[功效] 益氣升提。適用於脫肛症。

■ 石耳粥

[食材] 泡發石耳 100 克，雞胸肉 50 克，菠菜 100 克，粳米 100 克，麻油、精鹽、味精、胡椒粉、蔥末、薑末各適量。

[步驟] 先將石耳用溫水浸泡，用鹽搓洗，切絲後再入水漂洗。把菠菜洗淨切段。炒鍋裡放入麻油燒熱，放入雞肉丁、蔥薑末煸炒，再入菠菜、精鹽、味精入味。裝碗備用。把粳米洗淨，加水煮粥，待粥快熟時，將碗內備用的原料加入粥內，稍煮片刻，撒上胡椒粉即可。

[用法] 每日早晚溫熱服食。

[功效] 養陰止血。適用於腸風下血、痔漏、脫肛等症。

第十一章　皮膚科疾病食療藥膳

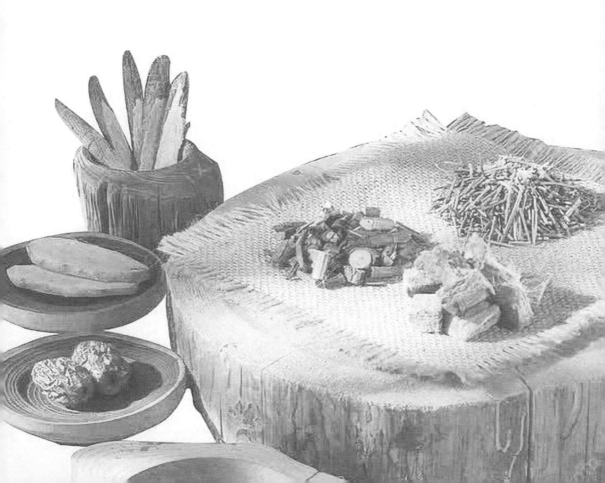

溼疹

　　溼疹是過敏性炎症性皮膚病，其主要表現是：皮疹好發於面部、耳後、手背、乳房、陰囊、肘窩、膝彎、小腿等處，也可泛發全身各處。急性溼疹的皮疹表現呈多形性，可見紅斑、丘疹、水泡、膿泡、糜爛、滲液、結痂等，對稱分布，患處劇烈瘙癢、灼熱或微痛。癒後易復發，日久成慢性，患處肥厚、粗糙、乾燥，色素沉著或呈苔蘚樣變。中醫學的「繡球風」、「四彎風」、「旋耳瘡」、「乳蘚」均屬溼疹。常用的補益食療藥膳方有：

■ 銀花車前飲

　　[食材] 金銀花 20 克，蒲公英 20 克，車前草 20 克，龍膽草 20 克，白糖適量。

　　[步驟] 將上述 4 味藥洗淨，加水煎煮，去渣取汁，加糖調味。

　　[用法] 代茶隨意飲用。

　　[功效] 清熱，利溼，解毒。適用於急性溼疹。

■ 蓮花粥

　　[食材] 蓮花 5 朵，糯米 100 克，冰糖 15 克。

　　[步驟] 摘下初開蓮花，用水漂淨。洗淨糯米，加適量清水熬煮成粥，待粥熟後加入冰糖、蓮花，稍煮即可。

　　[用法] 每日 1 劑，連用 1 週。

　　[功效] 適用於紅斑水泡、滋水不斷、味腥而黏、瘙癢難忍等溼疹症狀。

■ 車前瓜皮薏仁粥

[食材] 車前草 15 克，冬瓜皮 30 克，薏仁 30 克。

[步驟] 先將冬瓜皮、車前草入砂鍋，加水適量，煮至汁濃時去渣取汁。將藥汁加入淘淨的薏仁中，入鍋煮粥，至薏仁爛熟時停火。

[用法] 每日一次，每次 1 劑，連服 7 ～ 10 劑。

[功效] 健脾利溼，行水，清熱。適用於急性溼疹。

■ 馬鈴薯粥

[食材] 馬鈴薯 200 克，秈米 100 克，桂花 100 克，白糖 100 克。

[步驟] 先將馬鈴薯削皮洗淨，切片。把淘淨的秈米入鍋，加水適量煮粥，煮沸後加入馬鈴薯熬煮至米湯黏時，加入桂花，白糖，稍煮停火。

[用法] 每日 1 次，可作早餐食用。

[功效] 健脾益氣，解毒。適用於亞急性和慢性溼疹。

■ 蚌肉粥

[食材] 生蚌肉 100 克，秈米 100 克，蔥薑末、食鹽、米酒、味精、麻油各適量。

[步驟] 先將蚌肉用開水煮一下，反覆洗乾淨。然後將麻油下鍋，放入蚌肉煸炒，加入料酒及食鹽、蔥薑末、味精，炒勻入味裝碗待用。再把洗淨的秈米放進開水鍋裡煮粥，見粥快好時放入蚌肉等料，稍煮片刻即可。

[用法] 每日 1 次，因其性寒，不宜久服。

[功效] 清熱涼血，滋陰明日。適用於痔漏、帶下、溼疹。

■ 五皮肉湯

[食材] 沙梨皮 30 克，五加皮、陳皮、桑白皮、茯苓皮各 10 克，瘦豬肉 500 克。

[步驟] 將五皮洗淨，豬肉洗淨切塊，一同燉至肉爛。

[用法] 吃肉喝湯，每日 1 劑，分 2 ～ 3 次服完。

[功效] 利水健脾，除溼利水。適用於亞急性溼疹。

皮膚瘙癢症

皮膚瘙癢症是指無原發性病變而以瘙癢為主的感覺神經機能異常性皮膚病。其主要表現為：陣發性瘙癢，以夜間為重，患者多要連續地、強烈地搔抓至皮破流血，瘙癢時間自數分鐘至數小時不等，因過度搔抓，皮膚常呈抓痕，血痂，色素沉著，溼疹化，苔蘚樣等繼發皮損。瘙癢局限在陰部、肛門者稱陰癢。中醫學稱本病為「癢風」。選擇藥膳以疏風、清熱、散寒利溼為治療原則，常用的補益食療藥膳方有：

■ 杏菊飲

[食材] 杏仁 6 克，菊花 6 克。

[步驟] 杏仁去皮、打碎；菊花洗淨。二藥物放鍋內，加清水適量，用小火燒沸後 3 ～ 5 分鐘即成。

[用法] 代茶隨飲。

[功效] 祛風清熱、散寒利溼。適用於皮膚瘙癢強烈、熱後更甚、口乾心煩等症。

■ 雙花茶

[食材] 生槐花 10 克，凌霄花 10 克，綠茶 15 克。

[步驟] 將槐花、凌霄花用溫水略泡，洗淨去蒂，與綠茶一同用沸水沖泡，加蓋燜 10 分鐘即可。

[用法] 代茶頻飲，連服 1 週。

[功效] 適用於皮膚瘙癢強烈症。

■ 桃仁粥

[食材] 桃仁 10 克，青粱米（或粳米）50 克。

[步驟] 桃仁去皮尖後研碎，同米按常法煮粥。

[用法] 可作早餐食用。

[功效] 活血、潤燥。適用於血燥便祕、皮膚瘙癢等症。

■ 蒼耳草粥

[食材] 蒼耳草 20 克，粳米 100 克。

[步驟] 將蒼耳草洗淨切碎，入鍋加水用大火煎煮，燒沸後改用小火煮 10 ～ 15 分鐘，去渣取汁。然後將粳米和藥汁入鍋煮粥。

[用法] 每日 1 次，作早餐食用。

[功效] 清熱祛風，利溼解毒。適用於皮膚瘙癢症。

■ 乾薑紅棗桂枝飲

[食材] 乾薑 9 克，紅棗 10 枚，桂枝 6 克。

[步驟] 以上 3 味藥洗淨，加水煎湯服用。

[用法] 每日 1 劑，連服 7 日。

[功效] 祛風散寒。適用於皮膚瘙癢、乾燥多屑等症。

■ 敗醬草燉豬大腸

[食材] 敗醬草 15 克，綠豆 50 克，豬大腸適量。

[步驟] 將綠豆洗淨，加水煮 20 分鐘，再放入洗淨的豬大腸內，兩端紮緊，與洗淨的敗醬草一起燉熟，加鹽調味即成。

[用法] 吃腸喝湯、豆，隔日 1 劑。

[功效] 適用於皮膚瘙癢症。

■ 芹菜紅棗湯

[食材] 芹菜 200 ～ 500 克，紅棗 60 ～ 120 克。

[步驟] 芹菜洗淨切段，與紅棗同入鍋，加水適量煮湯。

[用法] 分次飲用。

[功效] 養血清肝，適用於皮膚乾燥瘙癢症。

蕁麻疹

　　蕁麻疹是瘙癢性過敏性皮膚病。其主要表現為：皮膚突然瘙癢，迅速出現小如米粒至大如手掌的扁平隆起的風團，境界清楚，周圍紅暈，呈圓形或橢圓形，可以彼此融合，自覺瘙癢，灼熱，皮疹或局部或泛發全身。輕者數小時消退，重者一日數發，此起彼伏，慢性者可經年累月不斷發作。中醫學稱本病為「隱疹」、「風疹」等。常用的補益食療藥膳方有：

■ 生薑紅糖醋方

[食材] 生薑 30 克，紅糖 60 克，醋 200 克。

[步驟] 將生薑去皮切絲，與紅糖和醋共煎，煮沸 5 分鐘後取汁備用。

[用法] 每次服 20 克，加溫水和服，日服 2 ～ 3 次。

[功效] 溫中健運，疏散風邪。適用於蕁麻疹及風疹。

■ 菊花飲

[食材] 冬瓜皮 20 克，黃菊花 15 克，赤芍 12 克，蜂蜜適量。

[步驟] 將以上 3 味藥煎湯去渣，調入蜂蜜即可。

[用法] 每日 1 劑，代茶隨飲，連用 1 週。

[功效] 適用於蕁麻疹。

■ 芋頭燉豬排

[食材] 芋頭乾莖 30 克，豬排適量。

[步驟] 芋頭莖洗淨，與豬排一同置文火上燉熟。

[用法] 吃肉喝湯，每日 1 劑，連服 5 日。

[功效] 適用於蕁麻疹。

■ 桂芍薑棗粥

[食材] 桂枝 5 克，白芍 5 克，生薑 5 克，大棗 5 枚，甘草 5 克，白米 100 克。

[步驟] 將上面 5 味藥加水煎熬，每半小時取煎液 1 次，共取 3 次藥液合併，倒入白米同煮，米熟粥成。

[用法] 早、晚各食 1 次。

[功效] 疏風散寒，適用於皮疹色白、遇冷或風吹則加劇的風寒外襲型的蕁麻疹。

■ 二仙烏雞湯

[食材]　烏雞 1 隻，仙茅、仙靈脾各 10 克，當歸、丹皮、巴戟天各 5 克，蔥、薑、料酒、食鹽、花椒、八角適量。

[步驟]　烏雞去毛及內臟，中藥裝布袋紮口，同放鍋中加水，加調味料，用大火燒沸後改用小火煨燉至雞爛，撈去藥，加味精調味即可。

[用法]　每週 1 次，2 日服完。

[功效]　適用在月經期出現的蕁麻疹。

膿皰瘡

膿皰瘡俗稱「黃水瘡」、「天皰瘡」，是一種最常見的化膿球菌性傳染皮膚病，多發於夏秋季。主要表現為好發於頭面、四肢等暴露部位，也可蔓延全身。起初為紅斑或水泡，迅速變為膿皰，破裂後流出黃水，瘡溼潤而潮紅，乾燥後結痂，不留疤痕。其治療原則以清暑利溼、健脾滲溼為好，多以外治，無需內服。常用的補益食療藥膳方有：

■ 菱角粥

[食材]　菱角 500 克，糯米 100 克，紅糖 100 克。

[步驟]　先將菱角煮熟去殼取肉，切碎。糯米洗淨，入鍋，加水適量煮沸至米粒開花時，加入菱角肉同煮，至粥稠湯黏時，加紅糖即可。

[用法]　每日 1 次，作早餐用。

[功效]　解熱利溼，益氣健脾。

牛皮癬

牛皮癬又稱「銀屑病」，是皮膚科的常見病。牛皮癬的皮損多呈對稱性，主要分布在頭皮及四肢伸面，尤其是肘、膝部。有癢感，其邊緣為明顯的紅斑，上覆多層銀白色鱗屑，搔之落屑，鱗屑刮去後有發亮薄膜，再抓則可見點狀出血。治療牛皮癬以散瘀、解毒、生機、利溼為基本原則，多以外用，少有內服。常用的補益食療藥膳方有：

■ 芋頭粥

[食材] 鮮芋頭 100 克，粳米 200 克，白糖適量。

[步驟] 先將芋頭洗淨，切成小塊入鍋燒沸，再將粳米洗淨加入鍋內，用小火煮熬，待米爛芋頭熟時，加入白糖煮成粥即可。

[用法] 早晚食用。

[功效] 補中益氣，消瘰散結。適用於牛皮癬。

腳氣

腳氣是一種接觸傳染的皮膚病，多發於足趾間和足底部，故名「腳氣」。中醫名曰「腳溼氣」。也有因腳氣傳染而致手掌皮膚感染的，中醫名曰「鵝掌風」。其病因為脾胃兩經溼熱下注而成。多因久居溼地，水中工作，水漿浸漬，感染溼毒所致。此病四季均可發生，但以夏秋季症狀加重，多發於成年人，兒童少見。一般分「水皰型」、「糜爛型」、「脫屑型」。此病一般不用藥內治，臨床只有外治法。若能輔以藥膳從體內調理，則療效更佳，標本兼治。常用的補益食療藥膳方有：

■ 米糠粥

[食材] 粳米 50 克，米糠適量。

[步驟] 先將粳米淘淨，入鍋，加水適量，煮為稀粥。待粥將成時，將米糠調粥中，煮成稠粥即可。

[用法] 每日 2 次，可作早晚餐溫服。

[功效] 通腸開胃，下氣，治腳氣。

■ 吳茱萸粥

[食材] 吳茱萸末 1 克，蔥白適量，粳米 50 克。

[步驟] 先按常法將粳米煮成粥，待粥快熟時，將吳茱萸末及蔥白調入攪勻即成。

[用法] 可供早餐食用，不拘時食用。

[功效] 溫中逐寒，適用於腳氣腫痛。

■ 花生粥

[食材] 花生仁 50 克，糯米 100 克，紅棗 50 克，冰糖 150 克。

[步驟] 將花生仁浸泡 1 夜，紅棗去核洗淨，然後將上 2 味同洗淨的糯米一同下鍋熬粥，粥熟後將冰糖加入稍煮即可。

[用法] 可作早餐食用。

[功效] 潤肺、止血。適用於燥咳、腳氣等症。

■ 及第粥

[食材] 粳米 250 克，碎瑤柱 20 克，鮮豬肝 80 克，鮮粉腸 250 克，豬腰 1 個，豬心 1 個，半肥瘦豬肉 180 克。

[步驟] 先將米洗淨，以少許鹽拌醃，水開後加碎瑤柱煮粥。再把豬粉腸洗淨，放入粥內同煮至爛，取出切段。把豬肝、豬腰、豬心洗淨切片備用。把豬肉切碎剁爛。加入少許鹽、生粉，做成小肉丸。待粥煮好後放配料煮熟，調好味即成。食時再加鹹蛋散（打碎）或肉條（切小段）更為可口。

[用法] 每日早晚，溫熱服食。

[功效] 強心，滋肝，補腎。適用於心氣虛弱、自汗盜汗、目赤浮腫、腳氣、夜盲症等。

■ 茴香牛肉蘿蔔粥

[食材] 茴香粉 10 克，粳米 100 克，熟牛肉 50 克，白蘿蔔 50 克，芹菜末 10 克，鹽、豬油、味精各適量。

[步驟] 先將熟牛肉切丁。白蘿蔔洗淨切丁。鍋中放豬油適量燒熱，下牛肉、蘿蔔煸炒後加水適量，加入淘淨的粳米共煮成粥，待蘿蔔、米爛熟時，加入茴香、鹽、味精，最後撒上芹菜末即可。

[用法] 每日 1 ～ 2 次，可作早晚餐溫服。

[功效] 溫中和胃，補虛散寒，寬中利溼。適用於腳氣。

第十二章　婦科疾病食療藥膳

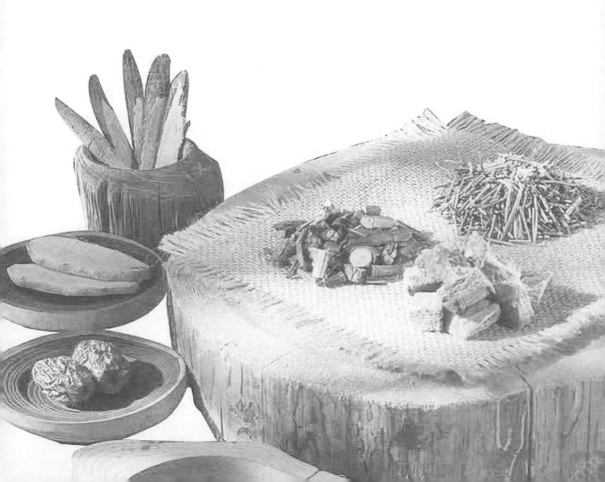

月經過多

　　月經過多是指月經量較正常明顯增多，而月經週期基本正常的病症。本病的臨床特點是：月經量雖然明顯增多，但在一定時間內能自然停止。可伴有月經週期提前或延後，或經期延長，但仍有一定規律。其發病機理主要是氣虛不攝，熱迫血行，或瘀阻沖任，新血不得歸經。常用藥膳方有：

■ 艾葉黃花燉母雞

[食材] 老母雞 1 隻，艾葉 15 克，黃花 20 克，蔥、薑、鹽各適量。

[步驟] 將老雞洗淨切塊，再與艾葉、黃花一同放入砂鍋內煮，待老母雞燉至爛熟時，加入蔥薑、食鹽等調味料即成。

[用法] 分 2 次食用，月經前連服 2 ～ 3 劑。

[功效] 適用於月經量多、色淡紅或正常或血塊、面色蒼白、小腹墜痛、動則出汗等症。

■ 艾葉粥

[食材] 乾艾葉 10 克（或鮮品 20 克），粳米 50 克，紅糖適量。

[步驟] 先將艾葉煎湯取汁去渣，加入洗淨的粳米、紅糖熬煮成粥即可食用。

[用法] 每日 2 次。

[功效] 溫經止血，散寒止痛。適用於月經不調、經行腹痛等症。

■ 旱蓮茅根粥

[食材] 旱蓮草 9 克，白茅根 9 克，粳米 60 克。乾品亦可。

[步驟] 先將旱蓮草、白茅根洗淨瀝乾水，粳米淘淨。再把旱蓮草、白茅根放入鍋中，加水 1,500 毫升，煎取 900 毫升，去渣。再於藥汁內加入粳米煮粥。

[用法] 每日服 1 劑，連服 5 天，於月經期內服食。溫服。

[功效] 滋陰清熱，補虛益氣，涼血止血。適用於月經不調。

■ 加味黑木耳湯

[食材] 黑木耳 30 克，黨參 15 克，黃耆 15 克，紅棗 20 枚，紅糖 20 克。

[步驟] 將黑木耳、紅棗洗淨裝入砂鍋內，再加入黨參、黃耆，加水適量，大火煮沸後再用小火煮半小時，去渣，取汁加入紅糖，攪至糖溶化後即可食用。

[用法] 每日一次，連服 5 ～ 10 天，以上量頓服。於月經前服用。

[功效] 補氣升陽，攝血固沖。適用於月經過多症。

■ 地榆炭醋方

[食材] 地榆炭 30 克，米醋 90 克。

[步驟] 將以上 2 味藥加水 90 克，一同煎煮，去渣取汁即可。

[用法] 每日早晚各服 1 劑。

[功效] 涼血止血，適用於月經過多，經血鮮紅或淡紅。

■ 貫眾米醋方

[食材] 鮮貫眾 150 克，米醋適量。

[步驟] 先將貫眾去毛和根鬚，清水洗淨，再用適量的米醋浸 12 小時，至米醋吸透為度，陰乾，焙焦研末。

[用法]　每次服藥末 6 克，空腹用米湯送服，早晚各 1 次。

[功效]　涼血止血。適用於月經量多。

■ 烏梅金櫻膏

[食材]　烏梅、金櫻子各 500 克。

[步驟]　將烏梅、金櫻子洗淨，瀝乾水分搗碎後，加水 2,500 毫升，用砂鍋微火熬成 250 毫升即成。

[用法]　每日 3 次，每次 5 毫升，連服 7 日。

[功效]　益腎固澀，斂肺生津，退虛熱，止血。適用於月經過多。

閉經

　　女子年逾 18 周歲月經尚未初潮，或已行經而又中斷達 3 月以上者，稱為閉經。前者稱原發性閉經，後者稱繼發性閉經。少女初潮後短時間內的停經、妊娠期或哺乳期暫時性停經及更年期的停經，均屬生理現象，不作閉經論。閉經的發病機理，一般分虛實兩種，虛者多因先天不足或後天損傷，使肝腎不足或氣血虛弱，以致血虛精少，血海空虛，無餘可下；實者多因邪氣阻隔，如氣滯血瘀或痰溼阻滯，使脈道不通，經血不得下行。本病臨床可分為肝腎不足、氣血虛弱、氣滯血瘀、痰溼阻滯及陽虛寒凝等症型，其中肝腎不足型、氣血虛弱型、陽虛寒凝型可用補益治療而取效。常用的補益食療藥膳方有：

■ 桃仁粥

[食材]　桃仁 10 ～ 15 克，粳米 75 克。

[步驟]　先把桃仁搗爛如泥，加水研汁去渣，同粳米煮為稀粥。

[用法] 空腹食，每日 2 次。

[功效] 活血通經，祛瘀止痛。適用於婦女瘀血停滯而引起的閉經和痛經以及產後瘀血腹痛、跌打損傷、瘀血停積諸症。

■ 黑豆米酒雞蛋湯

[食材] 黑豆 60 克，蛋 2 顆，米酒 120 克。

[步驟] 將黑豆與蛋同煮，蛋熟後去殼再煮，煮至豆熟兌入米酒。

[用法] 吃豆喝湯。每日 1 劑，常服。

[功效] 補腎養肝調經。適用於閉經。

■ 凌霄花粥

[食材] 凌霄花 25 克，粳米 100 克，冰糖 10 克。

[步驟] 先將凌霄花洗淨，把花粉衝洗乾淨備用。再把粳米入鍋加水，用小火煮成稀粥，待粥快好時，放入凌霄花和冰糖，煮至粥熟即可。

[用法] 每日早晚溫熱服食，3 ～ 5 天為一療程。

[功效] 涼血祛瘀，適用於閉經。

■ 枸花乳鴿湯

[食材] 枸杞 30 克，黃花 30 克，乳鴿 1 隻。

[步驟] 將乳鴿洗淨，枸杞子、黃花用布包好，放盅內加水適量，放入蒸鍋隔水燉熟，加調味料調味。

[用法] 吃鴿肉喝湯。隔日 1 劑。

[功效] 補益氣血調經。適用於經血淡而質薄、閉經等症。

■ 川芎益母草醋方

[食材] 川芎 9 克，益母草 30 克，醋適量。

[步驟] 先將以上 2 味藥加水煎取汁液，加入米醋 3 ～ 4 匙，趁熱空腹服用。

[用法] 頓服，1 小時後進食。停經 30 ～ 40 天，服 1 劑後覺小腹似有脈跳或輕微腹痛者為早孕。無感覺者為閉經，連服 3 劑，月經自至。

[功效] 活血調經，適用於閉經。

■ 糯米內金粥

[食材] 雞內金 15 克，生山藥 45 克，糯米 50 克。

[步驟] 先以文火煮雞內金 1 小時，後加糯米及山藥再煮。

[用法] 每日分 2 次服。

[功效] 活血通經，健胃消食。適用於氣滯血瘀所致的閉經以及食積不化、脘腹脹滿和小兒疳積等症。

痛經

痛經是指經行期間或行經前後，小腹出現劇烈的疼痛。有的疼痛牽及腰部，有的劇痛難忍，常可伴有噁心、嘔吐、甚至面色蒼白、四肢發冷等症狀。這是婦女常見的一種疾病。用補益食療的方法治療本病，往往能取得良好的效果。常用的補益食療藥膳方有：

■ 肉桂粥

[食材] 肉桂 2 ～ 3 克，粳米 50 ～ 100 克。

［步驟］　將肉桂煎取濃汁去渣；粳米加水適量，煮沸後，調入桂汁及紅糖，同煮為粥。或用肉桂末 1 ～ 2 克調入粥內同煮。

［用法］　每日 2 次。一般以 3 ～ 5 天為一療程。

［功效］　溫中補陽，散寒止痛。適用於虛寒性痛經以及脾陽不振、脘腹冷痛、飲食減小、消化不良、大便稀薄等。

■ 二參酒

［食材］　丹參 60 克，黨參 30 克，白酒 500 毫升，紅糖適量。

［步驟］　將丹參和黨參放入白酒中泡 30 天即可。

［用法］　於月經前取二參酒 20 毫升，加紅糖調服，每天 2 ～ 3 次，連服 3 ～ 4 天。

［功效］　益氣補血，調經止痛。適用於痛經。

■ 香附艾葉醋方

［食材］　香附 15 克，艾葉 15 克，醋適量。

［步驟］　先將香附和醋拌勻炒至醋盡發黃，再加入清水煎湯，去渣取汁，加醋 10 克，再煮沸即成。

［用法］　每日 1 劑，分早晚溫服。

［功效］　適用於氣血瘀滯所致痛經。

■ 吳茱萸粥

［食材］　吳茱萸 2 克，粳米 50 克，生薑 2 片，蔥白 2 根。

［步驟］　將吳茱萸研為細末；用粳米先煮粥，待米熟後下吳茱萸末及生薑、蔥白，同煮為粥。

[用法] 每日早晚服用。3 ～ 5 天為一療程。

[功效] 補脾暖胃，溫中散寒，止痛止吐。適用於虛寒性痛經以及脘腹冷痛、嘔逆吞酸。

■ 黑豆紅花飲

[食材] 黑豆 30 克，紅糖 30 克，紅花 6 克。

[步驟] 將黑豆洗淨，與紅花、紅糖一同加水適量煮沸 30 ～ 40 分鐘即成。

[用法] 取湯，每次 10 ～ 20 毫升，每日 3 次，於經前連服 3 ～ 5 日。

[功效] 活血散瘀，通經止痛。

功能性子宮出血

　　功能性子宮出血，中醫稱之為「崩漏」，是指經血非時暴下不止或淋漓不盡。非時暴下不止又稱崩中或經崩，淋漓不盡又稱漏下或經漏，崩與漏出血情況不同，但二者常交替出現。本病是婦產科常見病，特點是月經的週期、量發生嚴重紊亂。臨床診斷依據是月經不按週期而妄行出血或量多如注，或淋漓不斷，甚至未有盡時。中醫認為本病的發病機理主要是沖任損傷，不能制約經血，故經血從胞宮非時妄行。臨床上大體上分為血熱、腎虛、脾虛、血瘀等症型，故選擇藥膳當以涼血、補腎、健脾、袪瘀為原則，予以辨證施食。常用的補益食療藥膳方有：

■ 烏雄雞粥

[食材] 烏雄雞 1 隻，糯米 100 克，蔥白 3 莖，花椒、食鹽適量。

[步驟] 將雞去毛及內臟，洗淨，切塊煮爛，再入糯米及蔥、椒、

食鹽煮粥。

[用法] 空腹食，每日 2 次。

[功效] 益氣養血，止崩安胎。適用於脾虛血虧而致的暴崩下血或淋漓不淨、血色淡質薄、面色蒼白或浮腫、身體倦怠等症。

■ 烏賊骨燉豬皮

[食材] 烏賊骨 15 克、豬皮 60 克。

[步驟] 將烏賊骨、豬皮洗淨，豬皮切成小塊，與烏賊骨同放碗內加水，隔水用小火燉至豬皮熟透即可。

[用法] 食豬皮，每日 2 次，一般服 3 ～ 5 次。

[功效] 調經止血。

■ 團魚湯

[食材] 團魚 1,000 克，羊肉 500 克，草果 5 克。

[步驟] 將團魚頭、爪、甲及內臟去掉，洗淨，切成小方塊；羊肉洗淨切成小塊，共放入鍋內，加入草果及薑，水適量，燒沸，再用小火慢燉至肉爛，再加入食鹽和調味料調味。

[用法] 吃肉喝湯，每次 1 碗，每日 1 次。

[功效] 溫經止血。

■ 曇花粥

[食材] 曇花 3 ～ 5 朵，粳米 100 克，冰糖 15 克。

[步驟] 將曇花加水煎熬取汁，加入粳米按常法煮粥，待粥將熟時放入冰糖，稍煮即可。

［用法］ 每日早晚溫熱服食。

［功效］ 清熱潤燥，活血止血。適用於功能性子宮出血。

■ 木芙蓉花粥

［食材］ 木芙蓉花 30 克（乾品 15 克），粳米 100 克，冰糖適量。

［步驟］ 把粳米洗淨，入開水鍋內煮粥，待粥熟，加入已洗淨的木芙蓉花與冰糖，稍煮即可。

［用法］ 每日早晚，溫熱服食，3 ～ 5 天為一療程。

［功效］ 清熱涼血，適用於功能性子宮出血。

■ 苧麻粥

［食材］ 生苧麻根 30 克，陳皮 10 克，粳米，大麥仁各 50 克，細鹽少許。

［步驟］ 先煎苧麻根、陳皮，去渣取汁，後入粳米及大麥仁煮粥，臨熟，放入鹽少許。

［用法］ 分作 2 次服，每日空腹趁熱食。

［功效］ 涼血，止血，安胎。適用於血熱崩漏、妊娠胎動下血及尿血、便血等症。

■ 二稔根艾葉醋方

［食材］ 山稔根 60 克，地稔根 60 克，五月艾葉 30 克，白醋 100 克。

［步驟］ 將以上 3 味藥同炒至焦黃，加入清水 600 克和白醋，煎熬至 400 克時，去渣取汁。

［用法］ 分 2 次溫食藥汁。

［功效］調經止血，補中利水。適用功能性子宮出血等症。

子宮脫垂

子宮脫垂是指子宮從正常位置沿陰道下降，子宮頸達到坐骨棘以下位置，甚至脫出到陰道口以外的病症。本病輕者於勞動、行動、咳嗽、久立或大便後子宮脫出，經休息、臥床後即回覆或僅有腹墜感，用手觸壓陰道始覺有物下突；重者子宮終日脫出在外，不能還納，伴有腹部墜脹，大小便困難，行動受限等。本病屬於中醫學「陰挺」的範疇，臨床一般分氣虛和腎虛兩個症型，皆可用補益方法治療而取效。常用的補益食療藥膳方有：

■ 何首烏煨雞

［食材］雌雞 1 隻，首烏 50 克，鹽、油、薑、料酒各適量。

［步驟］雌雞去內臟洗淨；首烏研末，白紗布袋包好，納入雞腹內，加清水放瓦鍋內煨熟，再取出首烏袋，加鹽、油、薑、料酒調味即成。

［用法］每日分 2 次服。吃肉飲湯。

［功效］益血強腎，滋陰益肝，補精填髓。適用於子宮脫垂、痔瘡、脫肛。

■ 二麻燉豬腸

［食材］豬大腸 300 克，黑芝麻 100 克，生麻 9 克。

［步驟］將大腸洗淨，生麻用布包好，同芝麻一起放入大腸內，放砂鍋中加水適量燉至爛熟，去生麻，加佐料調味即可。

［用法］吃腸喝湯，每日 1 劑，2 次服完，隔日 1 劑，連服 3 週。

［功效］補腎固脫，升提陽氣。適用於子宮脫垂。

■ 蓮子肚方

[食材] 蓮子 500 克，豬肚 1 副，黃酒適量。

[步驟] 豬肚子洗淨剖開，將蓮子放入豬肚內，再用線將豬肚封口，放入砂鍋內，加清水將豬肚浸沒，用武火燒開後，加黃酒 2 匙，再改用文火燉至豬肚酥爛時停火，將肚子切開，取出蓮子，烘乾，研成粉末。

[用法] 每日 3 次，每次 1 匙，肚子切片加入調味料，或燒湯喝。

[功效] 適宜於子宮脫垂。

■ 枳殼糖漿

[食材] 炒枳殼 60 克，生麻 15 克，黃耆 30 克，紅糖 100 克。

[步驟] 將以上 3 味藥加水 800 克，煎取 500 克，加入紅糖即可。

[用法] 每次服 20 克，每日 3 次。

[功效] 補氣，升舉脾胃清陽之氣。適用於產後子宮脫垂。

■ 枸杞羊腎粥

[食材] 枸杞葉 250 克，羊腎 1 副，羊肉 100 克，蔥白 2 根，白米 150 克，鹽少許。

[步驟] 將羊腎洗淨，去內膜切細，羊肉洗淨切碎，用枸杞葉煎汁去渣，同羊腎、羊肉、蔥白、白米一起放鍋煮粥，待粥成時加鹽即可食用。

[用法] 每日 1 劑，趁熱吃。

[功效] 補腎益氣，升提固脫。適用於功能性子宮脫垂。

白帶過多

　　白帶是成年婦女從陰道流出的少量黏性的液體，多呈白色，無特殊氣味，能拖長如帶狀，故稱白帶。是成年婦女常有的生理現象。白帶過多是指帶下的量明顯增多，色、質發生異常，或有臭味，或伴有其它症狀的疾病。根據帶下的顏色不同，有「黃帶」、「白帶」、「赤帶」、「赤白帶」、「青帶」、「五色帶」等區別，其發病原因皆由脾、腎受病或邪氣直犯沖任、脫宮、陰器，使任脈失固、帶脈失約而致，臨床可分為脾虛、腎虛、溼熱及溼毒等症型，其中脾虛和腎虛型可用補益方法治療。常用的補益食療藥膳方有：

■ 烏雞湯

[食材] 雄烏骨雞1隻，蓮肉、白果、粳米各15克，胡椒5克。

[步驟] 將雞去毛及腸雜物，洗淨，把蓮肉、白果、粳米、胡椒放入雞腹內，砂鍋置水適量，煮爛熟，調味。

[用法] 空腹食用，每劑分2次服完，隔日1次，連服4～5次。

[功效] 適用於白帶過多。

■ 薑汁炒糯米

[食材] 糯米250克，生薑汁3匙。

[步驟] 將炒鍋放在文火上倒入糯米、生薑汁同炒，炒到糯米爆破，研粉即成。

[用法] 每次1湯匙，每日2次，開水調服。一般5～7次有效。

[功效] 補中益氣。適用於脾胃虛弱所致的妊娠惡阻。

■ 白果蓮肉粥

[食材]　白果 6 克，蓮肉 15 克，糯米 50 克，烏骨雞 1 隻去內臟。

[步驟]　先將白果、蓮肉研末，納入雞膛內；再入米、水，慢火煮熟。

[用法]　食肉飲粥，日服 2 次。

[功效]　補肝腎，止帶濁。適用於下元虛憊、赤白帶下。

■ 韭菜子酒醋方

[食材]　韭菜子、酒、醋適量。

[步驟]　先用醋煮韭菜子，焙乾研末，煉蜜為丸如赤豆大。

[用法]　每次服用藥丸 30 丸，空腹用酒送服，日服 2 次，連服 7 ～ 8 天。虛陰火旺者不宜服用。

[功效]　適用於腎氣不足型帶下症。症見帶下清稀，色白如涕，或赤白相兼，帶量甚多，連綿不斷，但臭氣不明顯，小便頻數，腰痛如折，腿軟無力，自覺腹冷，面色蒼白，大便溏瀉，舌炎，舌苔白滑，脈沉細。

■ 甲魚山藥米醋湯

[食材]　重約 250 ～ 500 克甲魚 1 隻，山藥 50 克，米醋適量。

[步驟]　先用米醋炒甲魚，再與山藥同放鍋內煮湯，熟後吃魚和湯。

[用法]　隔日 1 次，連服 4 次。

[功效]　適用於腎氣不足型帶下症。症見帶下清稀，色白如涕，或赤白相兼，帶量甚多，連綿不斷，但臭氣不明顯，小便頻數，腰痛如折，腿軟無力，自覺腹冷，面色蒼白，大便溏瀉，舌炎，舌苔白

滑，脈沉細。

■ 羊胰醋方

[食材] 羊胰臟 1 副，醋適量。

[步驟] 先用醋洗淨羊胰臟，再加水煮湯食用。

[用法] 空腹食用。

[功效] 益肺，潤燥，祛痰。適用於白帶症。

■ 雞冠花韭子膏

[食材] 雞冠花 500 克，韭子 250 克，白砂糖 500 克。

[步驟] 將雞冠花、韭子共入水煎煮，煎 20 分鐘取煎液，連取 3 次，然後藥汁用文火濃縮，待溫，拌入白糖，把藥汁吸淨，拌勻，曝乾。

[用法] 每次服 20 克，開水沖服，每日 3 次。

[功效] 溫暖下焦，固澀止帶。

■ 山萸肉粥

[食材] 山茱萸肉 15 ～ 20 克，粳米 100 克，白糖適量。

[步驟] 先將山茱萸洗淨，去核，再與粳米同入砂鍋內煮粥，待粥將熟時，加入白糖稍煮即可。

[用法] 每日 1 ～ 2 次，3 ～ 5 天為一療程。

[功效] 補益肝腎，澀精斂汗。適於肝腎不足、帶下、遺尿、小便頻數等。

■ 茯苓車前子粥

[食材] 茯苓粉、車前子各 30 克，粳米 60 克，白糖適量。

［步驟］　先將車前子（紗布包）加水 300 克，煎半小時取出。加粳米和茯苓共煮粥，粥成時加白糖適量。

［用法］　每日空腹服 2 次。

［功效］　利水滲溼，清熱健脾。適用於溼熱帶下。

■ 白果豆漿方

［食材］　生白果 7 枚，豆漿 150 毫升。

［步驟］　將白果搗爛如泥，加入豆漿燒沸。

［用法］　用豆漿沖白果泥，當茶飲。

［功效］　適用於帶下色白或淡黃、質黏稠、無臭氣、綿綿不斷、面色黃白等症狀的脾虛型白帶過多症。

習慣性流產

　　墮胎或小產連續發生 3 次或 3 次以上者，稱為習慣性流產。本病相當於中醫學所謂的「滑胎」，其發病機理主要是脾腎兩虛，氣血虛弱，胎失所養；或陰虛血熱，宿有症疾，有礙胎元而致。臨床可分為脾腎兩虛、氣血虛弱、陰虛血熱等症型，治療時若補益方法得當，皆能取得明顯的臨床效果。常用的補益食療藥膳方有：

■ 續斷糯米粥

［食材］　黑豆 30 克，續斷 30 克，糯米 60 克，杜仲 12 克。

［步驟］　將續斷、杜仲洗淨，用紗布包好，同糯米、黑豆同放入砂鍋內，加水用文火煮成粥，待粥熟後取出藥袋。

［用法］　每日 1 劑，於清晨空腹服下，連服 7 天為 1 療程。

[功效] 補腎健脾，益精養血，適用於屢孕屢墮或滑胎難以受孕等症。

■ 蓮子桂圓山藥粥

[食材] 去心蓮子 50 克，桂圓肉 50 克，山藥粉 100 克。

[步驟] 先將蓮子、桂圓肉用文火煲湯，加山藥粉煮粥即可。

[用法] 每日早晚 2 次，溫熱服食。

[功效] 健脾益氣，固腎安胎，適用於脾腎兩虛之習慣性流產。

■ 雞鴿鵪蒸高麗參

[食材] 母雞 1 隻，白鴿 1 隻，鵪鶉 1 隻，高麗參 6 ～ 10 克。

[步驟] 將母雞、白鴿、鵪鶉去毛及腸雜洗淨，把高麗參放鵪鶉腹腔內，鵪鶉放入雞腔內，鴿入雞腔內，將雞放入碗內，加適量水和食鹽，封閉嚴實煲蒸 2 小時。

[用法] 喝湯吃肉，3 日 1 劑分數次食，連服 2 ～ 3 劑。

[功效] 適用於腎虛型習慣性流產。

妊娠嘔吐

　　婦女在妊娠早期（6 ～ 12 週）時出現噁心嘔吐，頭暈厭食，甚至食入即吐的症狀，叫作妊娠嘔吐。有的嘔吐劇烈，吐出苦水，神疲無力，或口渴口苦。中醫將本病稱為「妊娠惡阻」。本病是婦女在妊娠早期最常見的症候。主要是因為孕後血液養胎，沖脈之氣較盛，其氣上逆，胃失和降所致。若予以食療治療本病，可取得良好的治療和預防效果。常用的補益食療藥膳方有：

■ 薑汁炒糯米

[食材] 糯米 250 克，生薑汁 3 匙。

[步驟] 將糯米和生薑汁一同倒入砂鍋中，用慢火同炒，炒到糯米爆破，研粉即成。

[用法] 每次 6 克，每日 2 次，用開水調服。

[功效] 適用於妊娠早期噁心嘔吐、不能進食或嘔吐清涎等症。

■ 妊娠惡阻醋飲方

[食材] 米醋適量。

[步驟] 取米醋適量，放入杯中，備用。

[用法] 每日服 3 ～ 4 次。

[功效] 適用於妊娠噁心、嘔吐者。

■ 甘蔗生薑汁

[食材] 甘蔗汁和鮮生薑汁各 10 克。

[步驟] 將以上 2 汁混合均勻即可。

[用法] 每隔片刻呷服少許。

[功效] 脾益胃，降逆止咳。適用於妊娠嘔吐。

■ 生蘆根粥

[食材] 鮮蘆根 150 克，竹茹 20 克，粳米 100 克，生薑 2 片。

[步驟] 將鮮蘆根洗淨，切成小段，與竹茹同煎取汁去渣，加入粳米同煮成粥，粥將熟時加入生薑，稍煮即可。

[用法] 每日 2 次。

[功效] 清理胃熱，生津止嘔。

■ 砂仁鯽魚

[食材] 鮮鯽魚 200 克，砂仁末 3 克，油、鹽各適量。

[步驟] 將鯽魚洗淨，再把砂仁末用油、鹽拌勻，放入鯽魚腹內，用豆粉封住鯽魚腹部刀口，置菜盤上，大碗蓋嚴，隔水蒸熟。

[用法] 每天 1 次，連服 4 ～ 5 天。

[功效] 適用於噁心厭食、嘔吐清涎等症。

■ 沙參粥

[食材] 北沙參 30 克，粳米 100 克，冰糖適量。

[步驟] 先煎沙參，去渣取汁，加入粳米共煮，至米熟後加入冰糖，再稍煮片刻即成。

[用法] 每日 1 劑，早晚溫服。

[功效] 適用於噁心、嘔吐黏涎、不思食等症。

■ 白糖米醋蛋

[食材] 蛋 1 顆，白糖 30 克，米醋 60 克。

[步驟] 先將米醋煮沸，加入白糖使其溶解，打入蛋，待蛋煮至半熟時即可。

[用法] 每日 2 劑，一次 1 劑頓服，連用 1 週。

[功效] 適用於妊娠初期、嘔吐酸水或苦水、胸滿脅痛、打嗝、煩渴口苦等症。

妊娠水腫

　　妊娠後，肢體面目發生腫脹者稱妊娠水腫，是孕婦的一種常見病，一般發生在懷孕六個月後。本病的臨床特點是浮腫，先從下肢開始，以後逐漸蔓延至大腿、外陰及下腹部，嚴重時可涉及上肢和臉部，並伴有尿量減少和體重明顯增加，病人伴有胸悶、氣短、飲食不振、大便稀，有的伴有腰酸肢冷、心慌乏力、頭暈頭脹、兩脅滿悶。中醫稱本病為「子腫」，認為本病的病因是由於脾腎陽氣不足、水溼內停所致。根據臨床表現，有脾虛、腎虛、氣滯三種不同症候，在選擇藥膳時，脾虛者選用健脾利水；腎虛者，選用溫腎行水；氣滯者，以理氣化溼為大法，予以辨證施食。常用的補益食療藥膳方有：

■ 鯉魚赤豆湯

　　[食材]　鯉魚 1 條，赤小豆 120 克。

　　[步驟]　將魚去鱗鰓及內臟，洗淨後與赤小豆同放入砂鍋煮至豆爛魚熟即可。

　　[用法]　每日 1 劑，分 2 次吃完，連服 5 日。

　　[功效]　適用於妊娠的數月，眼、面及四肢浮腫，或遍及全身，皮膚淡黃或蒼白，胸悶氣短，口淡無味，少食懶言等症。

■ 黑豆大蒜方

　　[食材]　黑豆 100 克，大蒜、紅糖各 30 克。

　　[步驟]　將砂鍋置大火上加水 1,000 毫升，煮沸後倒入黑豆、大蒜、紅糖，用文火燒至黑豆熟即可。

　　[用法]　每日 2 次，連服 5 ～ 7 日。

[功效] 健脾益胃，消腫利水。

烏豆桂圓大棗湯

[食材] 烏豆 50 克，桂圓肉 15 克，紅棗 50 克。

[步驟] 先將以上 3 味藥洗淨，加水 1,000 毫升煎湯。

[用法] 早晚服，可常服無限。

[功效] 補腎助陽，利溼消腫。

四味鯉魚湯

[食材] 鯉魚 1 條（約 500 克），白朮 30 克，茯苓 30 克，生薑 15 克，大腹皮 10 克，蔥、蒜、無鹽醬油各適量。

[步驟] 先將鯉魚去鱗、內臟、鰓，洗淨。將白朮、茯苓、大腹皮用乾淨紗布袋裝好，生薑洗淨切片。再將魚、藥袋、薑片同入鍋，加水 1,000 毫升，文火燉煮至魚爛熟時，除去藥袋，加入蔥、蒜、醬油調味即可。

[用法] 每日 2 次，每日 1 劑，食魚肉飲湯，分早晚食用。連服 3 ～ 5 劑有效。

[功效] 健脾利水，溫中下氣，消腫。

黃花魚煮大蒜頭

[食材] 黃花魚 150 克，大蒜頭 30 克。

[步驟] 將黃花魚切成塊，大蒜頭切成片，入鍋內加水 750 克，用文火煮沸至黃花魚熟透即可。

[用法] 每日 1 劑，可佐餐食用，連服 5 ～ 7 劑。

[功效]　補中益氣，溫腎行水。適用於孕後數月，面浮肢腫，下肢尤甚等症。

■ 金針炒黃瓜

[食材]　金針 15 克，黃瓜 150 克，油 12 克，鹽適量。

[步驟]　先把金針洗淨，黃瓜洗淨切塊。鍋置旺火上，加入油燒熱，倒入黃瓜炒至九成熟時，加入黃花菜、鹽，炒至黃瓜熟透時止。

[用法]　每日 2 次，佐餐食用。一般 5 ～ 7 天見效。

[功效]　補虛養血，利水消腫。適用於脾虛型水腫。

■ 肉桂大棗山藥粥

[食材]　懷山藥 30 克，大棗 20 枚，肉桂 0.5 克，薏仁 30 克。

[步驟]　先將肉桂入砂鍋，加水煮濃汁，去渣取汁。將洗淨的大棗、薏仁入鍋，加入山藥、肉桂汁，加水適量煮粥，煮至米棗爛熟時即可。

[用法]　每日 1 次，每次 1 劑。連服 4 ～ 5 劑有效。

[功效]　健脾利水，補腎益肺，散寒，養血。適用於脾腎陽虛型水腫。

產後缺乳

　　產婦在哺乳期，乳汁甚少或全無者，稱為產後缺乳，或者「產後乳汁不行」。缺乳多發生在產後第 2、3 天至半個月內，也可發生在整個哺乳期，臨床中以新產後的缺乳最為常見。中醫學認為，乳汁由氣血化生，資於沖任，賴肝氣疏泄以調節，故缺乳多因氣血虛弱、肝鬱氣滯或痰濁阻滯而致，臨床常分為氣血虛弱型、肝鬱氣滯型及脾虛痰阻型，其中氣血虛弱型和脾虛痰阻型可酌用補益治療而取效。常用的補益食療藥

膳方有：

■ 黃豆芽燉鯽魚

[食材] 鮮鯽魚 400 克，黃豆芽 200 克，海帶 75 克，熟豬肉 60 克，蔥段、薑片、料酒、味精、醬油、醋、薑末各適量。

[步驟] 先將鯉魚去鱗，去鰓，去內臟，洗淨，用刀在魚身兩側斜切成十字花刀，瀝水。黃豆芽洗淨，瀝水。海帶泡發後，洗淨，切成粗絲。鍋內加適量水，燒沸，將魚放入水中煮一下，撈出，再放入清水中，把魚腹腔內的裡膜洗淨，瀝水。鍋裡加油，待燒熱後，加入蔥段、薑片稍炸一下，加入鮮湯一大碗，再投料酒，湯沸時，加入魚、黃豆芽、海帶絲，待再燒開時，放入鹽，小火慢燉 15 分鐘，撿出蔥段、薑片，去浮沫，加入味精。再把魚取出放盤中，把豆芽、海帶絲湯倒入湯碗中。另用一小碗，加入醬油、醋、薑末、麻油兌成汁。

[用法] 可佐餐食用。亦可以膳為食，食魚、肉、蘸汁，飲湯。每日 2 次，每日 1 劑。

[功效] 補脾開胃，通乳，潤肌膚，滋陰補虛。適用於氣血虛弱型產後缺乳。

■ 豬蹄粥

[食材] 豬蹄 1～2 個，通草 3～5 克，漏蘆 10～15 克，粳米 100 克，蔥白 2 根。

[步驟] 先把豬蹄煎取濃湯，再煎通草、漏蘆取汁，然後，用豬蹄湯和藥汁同粳米煮粥，待粥將熟時，放入蔥白稍煮即可。

[用法] 每日 2 次，溫熱食。

[功效] 通乳汁，利血脈。適用於產後無奶、乳汁不通。

■ 金針菜黃豆煨豬蹄

[食材] 金針菜 50 克，黃豆 250 克，豬蹄 1 隻，鹽、味精各適量。

[步驟] 先將金針菜洗淨，瀝水。黃豆淘淨，瀝水。豬蹄刮淨毛，洗淨，入鍋，加水適量，再加入金針菜、黃豆、鹽，共煨至豬蹄、黃豆爛熟時，加入味精即可。

[用法] 每日 1 次或隔日 1 次，連用 3～5 次。

[功效] 養血通乳，補脾益氣，清熱平肝。

■ 老鴨燉豬蹄

[食材] 老鴨 1 隻，豬蹄 1 對，蔥、薑、花椒、料酒、鹽各適量。

[步驟] 先將鴨宰殺後，去毛，去內臟，洗淨，切成小塊，入沸水鍋中焯 2 分鐘撈出，瀝水備用。豬蹄刮盡毛垢，洗淨，每隻剖成兩塊。生薑，蔥洗淨後，薑切片，蔥切成段。砂鍋內放水適量，放入老鴨、豬蹄，先用武火煮沸，去浮沫，加入薑、蔥、花椒、料酒，改用文火燉 2 小時，至豬蹄、鴨肉均脫骨為度，加入鹽稍燉即可。

[用法] 可佐餐食用。上量分次食之。

[功效] 補血催乳，滋陰養胃。適用於氣血虛弱型產後缺乳。

■ 豬爪薑醋方

[食材] 豬腳爪 2 隻，生薑 500 克，甜醋 1,000 克。

[步驟] 先將生薑洗淨去皮切塊，豬腳爪洗淨切塊，一同入鍋，再加入甜醋一同煮熟，即可。若是寒冬臘月，煮好後可放置數天後再食用，則效果更佳。

[用法] 分數次服完。

[功效] 適用於產後乳汁不下及產後補養。

■ 肥肉木瓜薑醋方

[食材] 肥豬肉250克，木瓜2顆，生薑100克，紅糖適量，醋500克。

[步驟] 先將木瓜去皮核切成塊，與豬肉、薑、醋一同加水適量，煮熟後加入紅糖，稍煮即可。

[用法] 分數次服完。

[功效] 催乳，適用於產後乳汁不下者。

■ 四味豬蹄湯

[食材] 黨參12克，黃耆15克，當歸9克，瓜蔞皮15克，豬蹄1隻，鹽、味精各適量。

[步驟] 先將上四味藥裝入紗布袋，封好袋口，放入砂鍋內。把豬蹄去毛，洗淨，入砂鍋，加鹽適量，加水適量燉煮，至沸後，改文火燉至豬蹄爛熟時，去藥袋，加味精少許調味即可食用。

[用法] 每日1劑，吃肉飲湯，亦可佐餐食用。連服3～5天。

[功效] 健脾益氣，寬胸化痰，利氣催乳。適用於脾虛痰阻型產後缺乳。

不孕症

夫婦同居2年，配偶生殖功能正常，未採用過避孕措施而未妊娠者，可診斷為不孕症。不孕症可分為原發性不孕和繼發性不孕兩種。婚後從未受孕者稱為原發性不孕，曾有妊娠而隔2年未再受孕者稱繼發性不孕。中醫稱本病為「無子」或「全不產」、「斷緒」等。認為其病機

與腎的關係密切，並與天葵、沖任、子宮的功能失調或臟腑氣血不和，
影響胞脈、胞絡功能有關。主要病位在肝、腎、子宮，變化在臟腑、天
葵、沖任。臨床上分為腎虛、肝鬱、痰溼、血瘀等型，故選擇藥膳時當
以補腎、理肝、化痰及祛瘀等治療大法，予以辨證施食。常用的補益食
療藥膳方有：

■ 艾附暖宮丸

[食材]　香附（醋製）180 克，艾葉 90 克，當歸（酒洗）90 克，黃
耆 60 克，吳茱萸 60 克，川芎 60 克，白芍藥（酒炒）60 克，地黃
（酒蒸）30 克，官桂 15 克，續斷 45 克，醋適量。

[步驟]　以上前 10 味藥共研為末，再用醋糊調做成藥丸，如梧桐子
大，即成。

[用法]　每服 50 ～ 70 丸，淡醋湯送下。

[功效]　適用於婦人子宮虛冷、帶下白淫、面色萎黃、四肢酸痛、
倦怠、飲食減少、經脈不調、面色無澤、肚腹時痛、婚久不孕。

■ 鮮蝦韭菜醋方

[食材]　鮮蝦 250 克，鮮嫩韭菜 100 克，植物油、黃酒、醬油、生薑
絲、醋適量。

[步驟]　先將鮮蝦洗淨取蝦仁；韭菜揀好洗淨，切成小段。炒鍋上
火，油煸炒蝦仁，加入黃酒、醬油、醋、薑絲等，稍烹即可。再將
韭菜煸炒至嫩熟為度，燴入蝦仁即成。

[用法]　經常食用。

[功效]　適用於不育症、不孕症的輔助治療。

■ 五子投胎

[食材] 新紫河車1具，覆盆子10克，菟絲子10克，枸杞10克，五味子10克，車前子10克。

[步驟] 把紫河車洗淨並切成小塊，將以上五子藥搗碎後用紗布包好，用紫河車同放入砂鍋內，加水適量，用小火燉熟，加鹽調味。

[用法] 隔日1劑，分早晚服食，10劑為1療程。

[功效] 滋陰益陽、調沖補精。適用於婚久不孕、月經不調等症。

■ 紫石英粥

[食材] 紫石英12克，糯米60克，紅糖適量。

[步驟] 先將紫石英打碎淘淨，加水煎成濃汁，去渣留汁，然後把洗淨的糯米和紅糖煮粥，待粥快好時加入藥汁，稍煮片刻即可。

[用法] 早晚服食，脾損者不宜久服。

[功效] 鎮心神、暖子宮。適用於婦女宮寒不孕者。

■ 蓯蓉羊肉粥

[食材] 肉蓯蓉15克，精羊肉100克，粳米100克，食鹽、蔥白、生薑各適量。

[步驟] 分別將肉蓯蓉、精羊肉洗淨後細切，先入砂鍋煎肉，蓯蓉取汁去渣，入羊肉和粳米同煮，待煮沸後，加入細鹽和佐料，煮為稀粥即可。

[用法] 適用於冬季服食，以5～7天為1療程。夏季以及性機能亢進者，不能選用。

［功效］ 補腎助陽、健脾養胃。適用於腎陽虛衰所致的陽痿、早洩以及女子不孕等症。

第十三章　男性科疾病食療藥膳

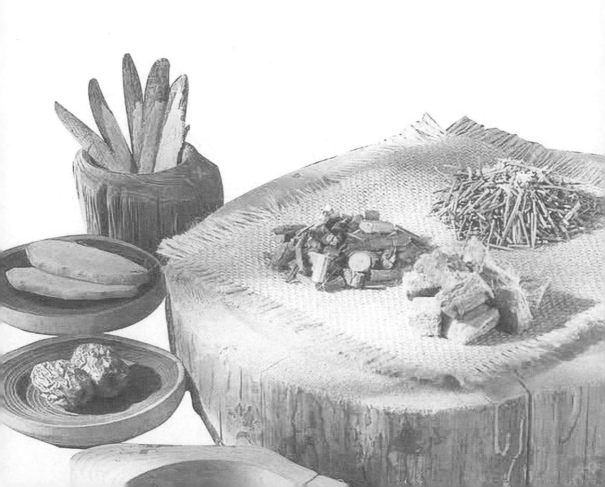

陽痿

　　陽痿即陽具不舉，或臨房舉而不堅之症。此病乃中青年男子所患。如老年人發生此病乃生理正常，屬於衰老的徵象之一。陽痿一般是隨年齡增長發生的。此病若注意調養，則血脈常通，精力充沛，筋骨勁強，不致發生中青年陽痿。若不知慎養，飲食不節，嗜慾無度，就會未老先衰，身體既衰，臟腑失和，性機能也就自然衰退。

　　陽痿給個人精神帶來很多苦惱，注意預防，及時治療，善於攝養，對於陽痿的康復是很重要的。

　　中醫認為本病主要是肝腎功能失調。因腎為先天之本，主生殖而司二陰，肝藏血，主筋，其經脈繞陰器。前陰為宗筋之所聚，產生陽痿的因素有情志內傷、濕熱、瘀血、痰溼、寒邪、虛損、火衰等。因此，在進行食療藥膳時當以其病機予以辨證施食。常用的補益食療藥膳方有：

■ 枸杞燉羊肉

　　[食材] 鮮羊肉 250 克，山藥 100 克，枸杞 25 克，桂圓肉 15 克，紅棗 10 枚。

　　[步驟] 將鮮羊肉洗淨切片，略除水以去膻味，入枸杞、山藥、桂圓、大棗於鍋內，加水及適量薑、酒、鹽等調味品，燉熟。

　　[用法] 於晚上睡前吃肉喝湯，連服 10 天。

　　[功效] 補益氣血。適用於因氣血不足所致的陽痿。

■ 生山藥粥

　　[食材] 生山藥 100 ～ 150 克，麵粉 150 克，蔥、薑、紅糖各適量。

　　[步驟] 將山藥洗淨，刮去外皮，搗爛，同麵粉調入冷水中，放鍋

內熬煮成粥糊，將熟時把洗淨的蔥、薑和紅糖放入，稍煮片刻即可。

[用法] 作主食，每日 1 劑，常食。

[功效] 適用於陽具不舉、舉而不堅、不能性交、面色無華、神疲乏力等症。

■ 鰍魚益陽湯

[食材] 鰍魚（泥鰍）250 克，熟地 24 克，當歸、杜仲、巴戟天、蛇床子、仙茅、山茱萸、韭子各 12 克，淫羊藿 24 克，罌粟殼 9 克，人參 10 克，海狗腎 2 條。

[步驟] 將鰍魚洗淨，去除泥腥，加水 2,000 毫升；將上述諸藥用布包好，加適量的鹽、胡椒粉入鍋內清蒸，魚熟為好。

[用法] 每 2 日 1 劑，早晚各服 500 毫升，10 日為一療程。

[功效] 壯陽益腎，補血填精。適用於陽具不舉、精薄清冷、頭暈耳鳴、畏寒肢冷等症。

■ 生地胎盤飲

[食材] 生地 20 克，鮮胎盤半個，冬蟲夏草 15 克，生薑 12 克，食鹽和佐料各適量。

[步驟] 將鮮胎盤洗淨切塊，加適量水與上藥一同放鍋內燉煮，至熟爛後調味服食。

[用法] 每日 1 劑，7 天為 1 療程。

[功效] 滋陰瀉火，填精益腎。適用於陽具不舉，舉而不堅，伴有早洩等症。

■ 菟絲子粥

[食材] 菟絲子 30 ～ 60 克（鮮者可用 60 ～ 100 克），粳米 100 克，白糖適量。

[步驟] 先將菟絲子洗淨後搗碎，或用新鮮菟絲子搗爛，水煎，取汁，去渣後，放米煮粥，粥將成時，加入白糖稍煮即可。

[用法] 早晚服，7 ～ 10 天為一療程，隔 3 ～ 5 天再服。

[功效] 補腎益精，養肝明目。適用於腎氣不足所致的陽痿、遺精、早洩。

■ 苦瓜塞肉

[食材] 苦瓜 200 克，肉餡 150 克，蛋 1 顆，黃酒 10 克，生薑 10 克，食鹽、蔥及其他佐料各適量。

[步驟] 先將蛋打破，倒入肉餡裡，加入黃酒、食鹽、薑、蔥等拌勻，再將苦瓜去瓤，洗淨，肉餡塞入苦瓜中，切成段。然後加入黃酒、油等調料燜燒至熟即可。

[用法] 可佐餐食用。

[功效] 清熱解毒，補益脾腎。適用於陰莖痿軟、陰癢腺臭、尿餘瀝、口中黏苦等症。

早洩

　　早洩是一種射精障礙，也是造成男子不育症的常見病，在男子性功能障礙中發病率僅次於陽痿。典型和嚴重的早洩表現在性行為時，高潮很快來臨，陰莖尚未插入陰道就出現了射精，或是插入陰道後未經抽動即射精，隨後陰莖疲軟，以致不能完成性交的全過程。治療早洩常用的補益食療藥膳方有：

■ 淮山桂圓燉鱉湯

[食材] 淮山藥 20 克，桂圓肉 20 克，鱉 1 個。

[步驟] 先用沸水燙鱉，使其排尿，再切開洗淨，掏出內臟，然後將鱉肉、鱉殼、淮山藥、桂圓肉一同放入盅內，加水適量，放蒸鍋內隔水燉熟。

[用法] 吃鱉肉喝湯，每週燉服 1 次。

[功效] 補腎益精，適用於早洩。

■ 核桃羊蓉湯

[食材] 核桃仁 150 克，羊肉 150 克，肉蓯蓉 10 克，菟絲子 15 克，淮山藥 120 克，生薑 3 克，蔥白 10 根，食鹽及調味料各適量。

[步驟] 將羊肉洗淨切片，餘藥用布包好，加水適量，一併放入砂鍋燉煮，至熟爛後調味即成。

[用法] 食肉、核桃仁、山藥，飲湯。每日 1 劑，早晚服食，7 ～ 10 日為一療程。

[功效] 溫補腎氣，固精止洩。適用於入房早洩、陰莖勃起緩慢、性慾減退等症。

■ 魷魚粥

[食材] 白米 400 克，生魷魚 1 條，活大蝦 50 克，冬菇 4 個，雞胸肉 100 克，萵苣葉 8 片，蔥末 10 克，醬油 100 克，醋、麻油、味精、薑末各適量。

[步驟] 先將米淘淨瀝乾備用。生魷魚去薄膜，切成片，蝦去殼；冬菇用開水浸軟切絲，雞肉去筋切成片；萵苣葉切成段，用熱水燙

後瀝乾。將切好的原料放在洗淨的盤上，蔥薑、醋、醬油、麻油、味精一起調成佐料。再把熬好的粥趁熱端到桌上，在碗內放入生魷魚片等原料，沖入滾燙的粥，蘸著佐料食用。

[用法] 佐餐食用。

[功效] 強筋骨、益強力。適用於腰膝酸軟、陽痿早洩等症。

遺精

不因性生活而精液遺洩的病症，稱為遺精。遺精有夢遺和滑精之分。有夢而遺精的稱「夢遺」，無夢而遺精的名「滑精」。如果是青壯年男子，婚前或婚後夫妻分居者，每月遺精 1 ～ 2 次，並無不適感覺及其他症狀，屬於生理現象，並非病態，也不必治療。如果次數較多，同時又出現頭昏、耳鳴、腰痛腰酸、精神疲倦等症，則需要加以治療。中醫把遺精分為心腎不交、腎陰虧損、勞傷心脾、腎氣不固及溼熱下注等類型，其中除溼熱下注外，餘症皆可用補益食療法進行治療。常用的補益食療藥膳方有：

■ 羊肉蝦米湯

[食材] 羊肉 250 克，蝦米 50 克，蔥、薑各適量。

[步驟] 將羊肉洗淨切片入鍋，加適量水煮成稠湯狀，入蔥、薑、蝦米，待肉熟即成。

[用法] 吃肉喝湯，隨量食用，常服。

[功效] 適用於滑精不禁、精氣清冷、頭暈耳鳴、酸軟無力等症狀。

■ 首烏紅棗粥

[食材] 制首烏 40 克，紅棗 5 枚，粳米 100 克，紅糖 20 克。

[步驟] 將首烏洗淨，切成片，加水煎汁去渣。紅棗洗淨，去核取肉；粳米洗淨入藥汁煮成粥，放入紅糖即可。

[用法] 作早餐服食，也可不拘時服用。

[功效] 滋腎養陰、益腎固精。適用於遺精無夢、腰酸腿軟、咽乾目眩等症。

■ 豇豆粥

[食材] 豇豆 100 克，粳米 200 克。

[步驟] 將豇豆洗淨放入適量清水，置大火上熬煮約 10 分鐘，加入洗淨的粳米，用文火繼續慢燉，待米爛豆熟時即成。

[用法] 早晨空腹服食。

[功效] 健脾益胃。適用於身體消瘦、面色痿黃、腎虛遺精等症。

■ 蓮花粥

[食材] 蓮花 5 朵，糯米 100 克，冰糖適量。

[步驟] 將蓮花瓣掰下洗淨。再把洗淨的糯米入鍋，加清水用大火煮沸後，改小火慢熬，待粥快好時加入冰糖、蓮花，稍煮即可。

[用法] 每日早晚，溫熱服食。

[功效] 活血止血，祛溼消風。適用於婦女難產、夢遺滑精等症。

■ 百合拌蜂蜜

[食材] 生百合 50 克，蜂蜜 50 克。

[步驟] 將生百合與蜂蜜拌和，蒸熟。

[用法] 睡前服食，每次 25 ～ 30 克，每日 1 次，常食。

[功效] 適用於滑精不禁、精神痿靡等症。

■ 雞蛋三味湯

[食材] 蛋 1 顆，去心蓮子、芡實、懷山藥各 9 克，白糖適量。

[步驟] 將蓮子、芡實、懷山藥熬成藥湯，再將蛋煮熟，湯內加入白糖適量即可。

[用法] 吃蛋喝湯，每日 1 次。

[功效] 補脾，益腎，固精安神。適用於腎虛遺精。

慢性前列腺炎

慢性前列腺炎是由多種細菌導致的前列腺炎性病變。其主要表現有：尿頻、尿急、尿痛、排尿不適或有灼熱感，排尿終末有時有白色分泌物滴出，會陰部、腰部及陰莖、睪丸等處墜脹隱痛，多伴有體倦乏力、腰酸腿痛、失眠多夢等，有的可有陽痿、早洩、遺精。本病屬於中醫學「淋證」範圍。常用的補益食療藥膳方有：

■ 蘿蔔浸蜜

[食材] 蘿蔔 1,500 克，蜂蜜適量，鹽適量。

[步驟] 將蘿蔔洗淨，去皮切片，用蜂蜜浸泡 10 分鐘，放在瓦上焙乾，再浸再焙，不要焙焦，連焙 3 次。

[用法] 每日 4 ～ 5 次，每次嚼服數片，常吃。

[功效] 適用於以會陰、小腹部疼痛為主，腰酸乏力，尿血或有血精等前列腺炎症狀。

■ 六一茶

[食材] 綠茶 2 克，六一散 20 克。

[步驟] 將二味加開水 500 升，浸泡 5 分鐘，即可飲。

[用法] 每日 1 劑，每劑分 2 次服完，連服 7 天。

[功效] 清熱利尿。

■ 扁蓄粥

[食材] 扁蓄菜 60 克（乾品 30 克），粳米 100 克。

[步驟] 將扁蓄菜加水 400 毫升，煎至 200 毫升，去渣留汁，入粳米，再加水 1,000 毫升左右，煮成粥稠即可。

[用法] 每日 1 劑，早晚溫熱服食，連服 7 ～ 10 天。

[功效] 清熱，利水，通淋。

■ 竹葉茶

[食材] 竹葉 10 克，茶葉 5 克。

[步驟] 用沸水沖泡。

[用法] 代茶常服。

[功效] 適用於尿頻、尿急、尿痛、排尿不適或有灼熱感等症。

第十四章 小兒科疾病食療藥膳

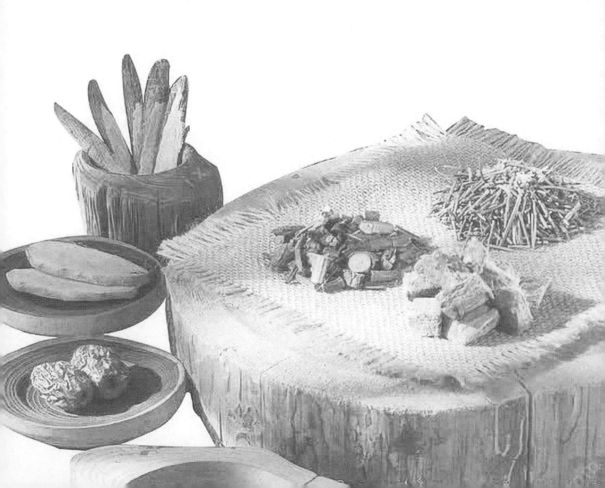

麻疹

　　麻疹是麻疹病毒引起的急性呼吸道傳染病，傳染性極強。本病四季均可發病，但多流行於冬春季節，好發於兒童。一般患過此病以後，多終身不再發病。臨床以發熱、流涕、咳嗽、淚水汪汪、滿身紅疹為特徵，因其疹點如麻粒大，故名「麻疹」。本病若以食療配合治療，可以使疹出透，減少併發症，取得良好的治療效果。常用的補益食療藥膳方有：

■ 金針香菜湯

　　[食材]　金針菜 15 克，香菜 10 克，豬瘦肉 5 克，油、鹽各適量。

　　[步驟]　將金針菜、香菜洗淨，瀝水。瘦豬肉洗淨切片，待鍋內水燒沸時，下肉片，下金針菜，略燉，再下香菜、油、鹽即可。

　　[用法]　每日 3 次，食菜飲湯，可佐餐服用。

　　[功效]　清熱消食，補虛透疹。

■ 竹筍鯽魚湯

　　[食材]　鮮竹筍 250 克，鯽魚 250 克，鹽、麻油各適量。

　　[步驟]　將竹筍去皮洗淨，切成薄片。鯽魚去鱗、肚腸，洗淨，與竹筍同時下鍋，加水適量煮至魚熟時停火，加入麻油、鹽即可。

　　[用法]　每日 3 次，食魚、筍、喝湯，可佐餐食用。

　　[功效]　清熱消食，解毒透疹。

■ 薄荷湯麵

　　[食材]　薄荷 9 克，蘇葉 3 克，麵條 50 克，味精、鹽、香油適量。

[步驟] 將薄荷、蘇葉加入 250 毫升水中,煎煮 5 分鐘後取液。將煮熟的麵條盛入碗中,加入調味料、香油,兌入藥汁即可。

[用法] 每日 1 劑,連服 3 日。

[功效] 適用於麻疹的初熱期。

豆腐鯽魚湯

[食材] 豆腐 250 克,鯽魚 2 條。

[步驟] 一同放入砂鍋加水煮即可。

[用法] 食魚和豆腐,喝湯,每日 1 劑,連服 3 ～ 5 日。

[功效] 適用於麻疹的透疹期。

鴿蛋白米粥

[食材] 鴿蛋 2 枚,粳米 50 克。

[步驟] 先將粳米煮粥,將熟時,入鴿蛋,調勻,煮成稀粥。

[用法] 空腹服,每日 2 次,加服 5 天。

[功效] 預防麻疹。

蘆筍粥

[食材] 蘆筍(蘆葦的嫩苗)30 克,粳米 50 克。

[步驟] 先煎蘆筍,去渣,後入粳米煮為稀粥。

[用法] 空腹服用,每日 2 次。

[功效] 辛涼解表。適用於小兒不出疹或疹出不暢,症見發熱、煩躁、喘咳、嘔吐等。

■ 枇杷葉飲

[食材] 枇杷葉、桑根白皮、生石膏各 15 克，冰糖適量。

[步驟] 以上 3 味藥同煎，取汁去渣，加冰糖拌和即可。

[用法] 每日 2～3 次。

[功效] 清熱解毒，佐以透疹。適用於麻疹透疹期。

■ 紅蘿蔔香菜湯

[食材] 紅蘿蔔、香菜各適量。

[步驟] 先將紅蘿蔔、香菜洗淨，瀝乾水。將蘿蔔切成片狀，與香菜共入鍋，加水適量煎汁。去渣取汁，即可飲用。

[用法] 每日 2 次，溫服。

[功效] 清熱生津，透疹。

■ 紅蘿蔔香菜荸薺湯

[食材] 紅蘿蔔 200 克，荸薺 100 克，香菜 150 克。

[步驟] 將紅蘿蔔、荸薺、香菜分別洗淨，瀝水。紅蘿蔔切片，荸薺切四片，香菜切碎，同入鍋，加水 3 碗，大火煮沸，小火煎至 2 碗即可，濾汁去渣。

[用法] 每日 1 劑，每日 2～3 次服完上量，連服 2～3 日。

[功效] 清熱生津，止咳消脹，發汗透疹。

■ 冬筍粥

[食材] 冬筍 50 克，粳米 50 克。

[步驟] 將冬筍洗淨切片，與粳米同煮為稀粥。

[用法] 空腹服。每日服 2 次。

[功效] 宣散透疹。適用於不出疹、疹出不暢。

■ 肉末米粥

[食材] 瘦豬肉末 50 克，粳米（或小米）50 克。

[步驟] 將肉末與粳米（或小米）同煮為粥。

[用法] 每日分 3 次服。

[功效] 適用於嬰幼兒麻疹恢復期，為提供身體對熱量、營養的需要。

■ 香菇牛肉粥

[食材] 泡發香菇 100 克，秈米 100 克，熟牛肉 50 克，蔥薑末 10 克，豬油 250 克，鹽 7 克，味精、胡椒、水各適量。

[步驟] 先將香菇洗淨，瀝水，切細絲，再切成小丁。秈米淘淨，加水適量，下香菇丁、牛肉丁，共煮成粥，再加入豬油、蔥、薑、鹽、味精、胡椒，稍熬煮即可食用。

[用法] 每日 2 ～ 3 次，熱服。連服 3 次。

[功效] 補脾益氣，解毒，托痘疹。適用於麻疹見形期出疹不暢。

水痘

　　水痘是由水痘病引起的傳染性很強的一種急性呼吸道傳染病，以較輕的全身症狀和皮膚黏膜上分批出現斑疹、丘疹、水泡和痂疹為特徵，多見於小兒，四季均可發病，但多見於冬春季節。

　　本病發病初期，無先兆症狀，有時有低熱、頭痛、乏力、食慾不

振、煩躁不安。水痘皮疹從面部髮際開始，沒有一定順序，軀幹多，四肢少。初為大小不等的鮮紅色丘疹，很快形成皰疹，有紅暈，水皰透明，以後混濁，瘙癢，一般 3 ～ 5 天內出齊，癒後不留疤痕。常用的補益食療藥膳方有：

■ 竹葉石膏白米粥

[食材]　鮮竹葉 40 克（或乾品 30 克），生石膏 50 克，白米 80 克，白糖適量。

[步驟]　將竹葉洗淨，與石膏加水煎汁，去渣，入白米煮成稀粥，加白糖調味即可。

[用法]　每日 1 劑，分 3 次服用，連服 4 日。

[功效]　適用於高熱煩躁、口乾唇紅、臉面紅赤、尿少、痘疹大而密、顏色紫暗，甚至口腔內也出現水痘，舌苔黃厚而乾等症。

■ 黃花齒莧飲

[食材]　金針 30 克，馬齒莧 30 克。

[步驟]　先將上二味洗淨，入鍋，加水適量，煎 20 分鐘即成，去渣取汁備用。

[用法]　每日 2 次，作飲料用。每日 1 劑，連服 5 日。

[功效]　清熱解毒。適用於水痘中期。

■ 生地黃粥

[食材]　生地黃汁 50 毫升（或乾地黃 60 克），粳米 60 克，生薑 2 片。

[步驟]　先將粳米淘淨加水煮粥，煮沸數分鐘後加入生地黃汁（或乾地黃煎後去渣藥液）及生薑，煮成稀粥食用。

[用法] 每日 1 次。

[功效] 清熱生津，涼血止血。適用於高熱煩渴、面紅赤目、口舌生瘡、水痘密集、疹色紫暗、皰漿混濁等症。

■ 芫荽湯

[食材] 鮮芫荽 150 克，鮮紅蘿蔔 200 克，風栗（乾板栗） 150 克，鮮荸薺 100 克。

[步驟] 先分別將芫荽、紅蘿蔔、風栗、荸薺洗淨，然後切碎。把上 4 味一同放入搪瓷鍋或砂鍋內，加水適量，煎沸後取湯 2 碗，去渣即可。

[用法] 以上為 1 日量，分作 2 次溫熱飲用，連用 3 ～ 5 天。

[功效] 透發痘疹。適用於小兒水痘。

流行性腮腺炎

流行性腮腺炎是由腮腺炎病毒引起的急性呼吸道傳染病，多發於兒童，起病較急，以發熱、發冷、頭痛、咽痛、食慾不振、全身不適，1 ～ 2 天後即見單側或雙側耳後下方腫痛為特徵。本病一年四季均可發病，但以冬春季較流行。中醫屬「痄腮」範疇。分溫毒在表型和熱毒蘊結型二種，食療本病，當以清熱解毒、軟堅散結、疏風消腫為原則。常用的補益食療藥膳方有：

■ 銀花薄荷飲

[食材] 銀花 15 克，薄荷 6 克，黃芩 3 克，冰糖 15 克。

[步驟] 將前 3 味加水適量同煎取汁，加入冰糖即可。

［用法］ 1 次頓服，每日 1 劑，連服 4 ～ 5 天。

［功效］ 適用於溫毒在表型腮腺炎。

■ 鮮馬齒莧涼菜

［食材］ 鮮馬齒莧 60 克，大蒜泥 10 克。

［步驟］ 將鮮馬齒莧加水煮熟，撈出切段，放入大蒜泥和醬油調味，拌勻即可。

［用法］ 作涼菜隨意食用，連用 1 週。

［功效］ 適用於熱毒蘊結型腮腺炎。

■ 大蒜薑醋方

［食材］ 大蒜 100 克，生薑 10 克，醋 500 克。

［步驟］ 先將生薑洗淨，切片，大蒜整瓣同浸於食醋中，密封存放 30 天以上。

［用法］ 服醋及嚼食薑蒜適量，每日 1 次，胃酸過多者慎用；在流行性感冒等呼吸道疾病流行期間食用，可與菜餚一起酌量食用，抑或於飯後服用浸泡液 10 克左右，每天 2 次。

［功效］ 溫中散寒，止痛，殺菌，殺病毒。適用於寒性腹痛、胃脘寒痛、喜暖喜按者；以及用於預防流行性感冒、流行性腮腺炎、流行性腦脊髓膜炎等傳染病。

■ 菊芋粥

［食材］ 菊芋 50 克，粳米 200 克，豬肉末 50 克，食鹽、味精、麻油各適量。

［步驟］ 將粳米洗淨入開水鍋內，用小火熬煮，待粥將熟時，再將

菊芋洗淨切成絲，然後將炒鍋內放入麻油，油熱時下肉末、菊芋翻炒，加入調味品炒熟後，倒入粥內，稍煮片刻即可食用。

[用法] 每日 2 次。

[功效] 清熱解毒，消腫利水。適用於流行性腮腺炎及無名腫毒、水腫等症。

■ 綠豆菜心粥

[食材] 綠豆 100 克，白菜心 3 個。

[步驟] 先將綠豆淘淨，白菜心洗淨。把綠豆入鍋，加水適量，煮爛成粥加入白菜心，再煮 20 分鐘即可食用。

[用法] 每日 2 次，服完上量。可作為早、晚餐服食。連服 4 日。

[功效] 清熱解毒，消食下氣，中和利便。適用於流行性腮腺炎。

■ 鯽魚陳皮枸杞菜

[食材] 活鯽魚 1 條，鮮枸杞菜 500 克，陳皮 3 克，生薑 2 片，鹽少許。

[步驟] 將鯽魚去鱗，去內臟洗淨，和陳皮、生薑同入鍋，加適量水煮開。再將鮮枸杞菜洗淨放入鍋內，與鯽魚同煮。待水沸後改小火燉之，至魚熟湯濃止，加鹽調味即可。

[用法] 每日 2 次，熱服。成人和兒童可食魚、菜，飲湯。嬰幼兒只飲湯即可。

[功效] 清熱解毒，理氣開胃，和胃止嘔。適用於流行性腮腺炎。

■ 赤小豆湯

[食材] 赤小豆 50 克。

[步驟] 先將赤小豆洗淨，冷水浸泡 1.5 小時，取出 1/3 搗爛敷患處。用另外 2/3 煎湯內服。

[用法] 每日 1 次，連服 1 週可癒。

[功效] 清熱解毒，消腫散結，健脾益胃。

■ 荊芥醋方

[食材] 荊芥 10 克，醋適量。

[步驟] 先將荊芥加水 1,000 克，煎後濾渣，藥液裝入瓶內，備用。

[用法] 每日1劑，分數次溫飲；另用紗布浸醋貼於患處，日換3～4次。

[功效] 清熱解毒，散瘀消腫。適用於流行性腮腺炎。

百日咳

百日咳是小兒時期常見的一種急性呼吸道傳染病。是由百日咳桿菌引起的喉部、氣管和支氣管卡他性炎症。臨床以陣發性痙攣性咳嗽，咳後有吸氣性吼聲，即雞鳴樣回聲。咳嗽重濁而肺部多無異常體症為特徵。

本病多發於冬春兩季，以 5 歲以下小兒為多見，年齡愈小則病情愈重，病程較長，可持續 2 ～ 3 月，甚至更長。根據其發病特點分為初咳期、頓咳期和恢復期。發病期間除藥物治療外，配之以食療藥膳可以縮短病程，促進早日康復。常用的補益食療藥膳方有：

■ 大蒜生薑燉紅糖

[食材] 大蒜 10 克，生薑 3 片，紅糖 20 克。

[步驟] 大蒜、紅糖和生薑同放入碗內，加水半碗，上蒸鍋隔水燉熟，去渣即可。

[用法] 1 日內分 2 ～ 3 次服完，連服 5 ～ 10 天。

[功效] 祛痰止咳，止嘔殺菌。適用小兒百日咳。

■ 橄欖粥

[食材] 橄欖肉 10 個，白蘿蔔 1 個，粳米 100 克，白糖適量。

[步驟] 先將橄欖肉、白蘿蔔分別切成米粒大小，再把粳米洗淨，然後將粳米放進開水鍋內煮沸，再加入橄欖、蘿蔔和白糖，改用小火慢熬成稀粥。

[用法] 每日 1 次，發燒時不宜服。

[功效] 生津止渴，清肺利咽。適用於小兒百日咳。

■ 豬膽綠豆粉

[食材] 豬膽汁 500 克，綠豆粉 50 克。

[步驟] 取鮮健康豬膽汁入砂鍋以小火濃縮，加綠豆粉攪勻，再烘乾研粉。

[用法] 食豬膽綠豆粉，每次 0.5 ～ 1 克，每日 3 次，以溫開水沖服，因味苦，食時可酌加糖。

[功效] 清熱解毒，祛痰止咳。

■ 羅漢果粥

[食材] 羅漢果 1 個，精豬肉 50 克，粳米 100 克，食鹽、味精、麻油各適量。

[步驟] 羅漢果切成小薄片備用。粳米洗淨放入開水鍋內，用大火燒沸，加入肉末、羅漢果、食鹽熬煮成粥，吃時可用味精、麻油調味。

［用法］溫熱服食，每日 1 劑。

［功效］清肺潤腸。適用於百日咳。

■ 百部生薑汁

［食材］百部、生薑、蜂蜜各適量。

［步驟］先將百部、生薑放入鍋內，加入適量清水，煎熬取汁去渣，兌入蜂蜜和勻，調味即可。

［用法］開水沖服，1 日 3 次，每次 3 ～ 5 毫升。

［功效］散寒宣肺，降逆止咳。適用於百日咳。

小兒腹瀉

　　小兒腹瀉又名為嬰幼兒消化不良，是小兒常見的疾病，以 2 歲以下的嬰幼兒最為多見。其主要症狀是大便次數增多，甚至每天 10 多次，大便呈黃色或黃綠色稀糊樣，或呈蛋花湯樣，或夾有少量黏液，多無腥臭及膿血，有時伴有發熱、輕度嘔吐、哭鬧、精神不振等。本病的病情容易變化，嚴重者可迅速造成失水、虛脫，導致營養不良，影響生長發育。此病屬中醫兒科的「泄瀉」範疇，其主要病變在於脾胃，藥膳食療對此病有一定的療效。常用的補益食療藥膳方有：

■ 紅棗碎補湯

［食材］紅棗 10 枚，骨碎補 10 克，熟附子 10 克，山萸肉 10 克，五味子 5 克。

［步驟］將以上五味藥同入砂鍋，加水 300 毫升，煎熬取汁 200 毫升。

［用法］每日 3 ～ 4 次，每次服 30 ～ 40 毫升，溫服。

［功效］ 補脾溫腎，固澀止瀉。適用於脾腎陽虛型嬰幼兒腹瀉。

■ 內金山藥萊菔粥

［食材］ 萊菔子（蘿蔔子）9 克，雞內金 6 克，淮山藥適量，白糖適量。

［步驟］ 將萊菔子、雞內金煎煮取液，將研成粉末的淮山藥入煎液中煮沸成粥，調入白糖即可。

［用法］ 周歲以內每日服 10 克左右，分 2 ～ 3 次服食，周歲以上的小兒，酌情加量，連服 3 ～ 5 日。

［功效］ 適用於腹痛脹滿、大便夾有不消化食物、氣味酸臭、泄後腹痛或減輕因傷食所致腹瀉。

■ 消食散

［食材］ 穀芽、山楂、檳榔，枳殼各等分。

［步驟］ 將以上各味共研為細末。

［用法］ 每服 1 ～ 2 克，每日 3 次。

［功效］ 健脾開胃，消食化積。

■ 雞內金散

［食材］ 雞內金適量。

［步驟］ 將雞內金焙乾研粉。

［用法］ 每次 2 ～ 3 克，溫開水送服。

［功效］ 消石化積，健脾止瀉。對小兒疳積、遺尿均有良效。

■ 薑蔥茶

［食材］ 綠茶 3 克，乾薑（或生薑）3 克，蔥 3 克。

[步驟]　將生薑洗淨切片，蔥洗淨，切絲，入杯，加入綠茶，沸水 150 毫升沖泡，加蓋燜 10 分鐘即可。

[用法]　每日 1 ～ 2 劑，代茶頻飲，飲完後再沖沸水 1 次，繼續飲用。

[功效]　溫中止嘔，發表散寒，消食化積。適用於風寒型小兒腹瀉。

■ 鍋巴粉

[食材]　鍋巴和白糖適量。

[步驟]　將鍋巴用小火炒成炭樣，研末。

[用法]　每次加白糖服 10 克，用開水調服。

[功效]　消食導滯。適用於食滯成積、消化不良、水瀉不止等症。

■ 薑蘇苓朮湯

[食材]　生薑 10 克，蘇葉 6 克；白茯苓 15 克，炒白朮 12 克，紅糖 20 克。

[步驟]　將生薑、蘇葉、白茯苓、白朮入砂鍋，加水 200 毫升，大火煎汁，沸後用小火煎至 100 毫升時，去渣取汁，加入紅糖調勻。

[用法]　每日 1 劑，分 3 ～ 4 次服完上量。上藥量可根據患兒大小不同而酌情增減。

[功效]　發表散寒，溫胃止嘔，利水滲溼。適用於風寒型小兒腹瀉等症。

■ 雞肝藥米餅

[食材]　雞肝 1 枚，山藥 20 克，炒薏仁 100 克，桔梗 10 克，米醋適量。

[步驟]　先將山藥、薏仁、桔梗研成細末。把新鮮雞肝洗淨，用竹刀切片，拌上三藥研成的細末，調勻，加醋適量。將藥碗置米飯鍋內蒸，待米飯熟時，取雞肝碗即可。

［用法］ 每日 1 劑，分早晚 2 次服完。

［功效］ 健脾益胃，利溼止瀉。適用於脾虛型小兒腹瀉。

■ 栗子柿子餅糊

［食材］ 栗子肉 15 克，柿餅半個。

［步驟］ 將栗子肉、柿餅共磨成糊狀，煮熟服食。

［用法］ 每日分 2 次服。

［功效］ 補腎，健脾，養胃。適用於小兒腹瀉。

■ 山藥蓮肉糊

［食材］ 山藥 100 克，蓮肉 100 克，麥芽 20 克，茯苓 50 克，白米 100 克，白糖 100 克。

［步驟］ 先將山藥、蓮米、麥芽、茯苓、白米共磨成粉，入鍋，加水適量，煮成糊狀，調入白糖即可。

［用法］ 每日 1 劑，分 3 次服完上量。

［功效］ 補脾益胃，澀腸止瀉，消食和中。適用於小兒腹瀉。

小兒厭食

　　小兒厭食症是指小兒長期食慾不振甚至拒食的一種病症，常見於 1 ～ 6 歲的兒童。其主要表現為：食慾不振在 2 個月以上，開始吃得少而慢，見食不貪，食慾無味，嚴重時拒食，常伴有消瘦、面色無華、貧血乏力、大便不調等症狀。本病屬於中醫學脾胃病範圍。調節飲食，運用食療藥膳，是預防和治療小兒厭食症的有效方法。常用的補益食療藥膳方有：

■ 鮮豆漿粥

[食材] 鮮豆漿 500 毫升，白米 60 克，冰糖適量。

[步驟] 白米淘淨，冰糖打碎；同豆漿一起入鍋，加適量清水，先用大火燒沸，後改小火熬煮至粥熟即成。

[用法] 作主食，每日 1 劑，常食。

[功效] 適用於食慾不振、兩頰發紅、午後尤甚、手足心熱等症。

■ 橘餅茶

[食材] 橘餅 1 ～ 2 個

[步驟] 把橘餅 1 個，切成薄片，放入茶壺內，用剛燒沸的開水沖泡，蓋上茶壺蓋，泡 10 ～ 15 分鐘即可。

[用法] 每日用橘餅 1 個，可作數次當茶飲用，喝茶吃餅連用 2 ～ 3 天。

[功效] 寬中，下氣，化痰，止咳。適用於小兒傷食或多吃生冷瓜果後泄瀉不止等症。

小兒疳積

疳積是由於餵養不當，或因多種疾病的影響，使脾胃受損，運化失職而病程較長的一種慢性疾患，多發於 5 歲以下的嬰幼兒。臨床上以不同程度的形體虛弱，面黃髮枯，頭髮稀疏，精神疲乏，肚腹膨脹，飲食異常，體重不增或減輕為特徵。因本病起病緩慢，病程愈長，病情亦隨之加重，嚴重影響小兒的正常生長發育，所以預防與護理較治療更為重要。在對症治療期間配以食療，有助於患兒的早日康復。常用的補益食療藥膳方有：

■ 獨腳金田雞粥

[食材] 田雞 2 隻（約 150 克），獨腳金 30 克，淮山藥 60 克，太子參 15 克，砂仁 6 克，粳米 30 克。

[步驟] 將田雞去內臟，剝皮切塊；獨腳金、淮山藥、太子參、砂仁、粳米洗淨。然後把全部用料同入開水鍋內，用大火煮沸後，改用小火煲 2 小時，至粥熟即可。

[用法] 每日 1 次。本方用量為 4 ～ 5 歲兒童所需的總量，食慾不振者，不宜服用。

[功效] 清熱消疳，健脾開胃。適用於小兒疳積症。

■ 茯苓煮雞肝

[食材] 雞肝 30 克，茯苓 10 克。

[步驟] 將雞肝、茯苓共煮。

[用法] 吃肝喝湯，連服 10 天。

[功效] 健脾生血，補益肝腎。適用於小兒疳積、身體虧虛。

■ 青蛙粥

[食材] 青蛙 1 隻，糯米 30 克。

[步驟] 青蛙去頭、皮和內臟，洗淨。將糯米洗淨後，與青蛙一起放入鍋中，加水適量，用小火煮成粥。

[用法] 1 天內分次服完，連服 15 天。

[功效] 氣血雙補，適用於極度消瘦、面部呈老人貌、皮膚乾皺、毛髮乾枯、精神不濟、啼哭無力等症。

■ 麥芽內金散

[食材]　大麥芽 30 克，雞內金 30 克。

[步驟]　將以上 2 味藥炒後共研為細末。

[用法]　每日 3 次，每次 3 克，用開水沖服或撒粥內攪勻服用。

[功效]　適用於面黃肌瘦、毛髮稀疏、精神不振、手足心熱、煩躁易怒等症。

■ 雞肝粥

[食材]　雞肝 50 克，粳米 100 克，食鹽 5 克，味精、蔥、薑末、胡椒粉、麻油各適量。

[步驟]　先將雞肝清洗乾淨，切成碎丁備用。鍋內加水 1,000 克，用大火燒開，放入洗淨的粳米煮成粥，再放入雞肝、食鹽、味精、胡椒粉、麻油，稍煮即成。

[用法]　早晚溫熱食服。

[功效]　滋補肝腎。適用於小兒疳積。

■ 蘿蔔絲餅

[食材]　蘿蔔、叉燒肉末、麵粉各適量。

[步驟]　將蘿蔔洗淨，剁碎後用植物油煸炒至 5 成熟，加叉燒肉末，調勻成餡備用。麵粉適量，加水和成稍軟的麵團，擀片，包住蘿蔔肉餡，放鍋內烙熟。

[用法]　可佐餐食用。

[功效]　消積理脾。適用於面色無華、毛髮焦枯、形體消瘦、肚腹

膨脹等症。

小兒流涎症

流涎症是指小兒涎液過多，經常流出口外，俗稱「流口水」。流涎症原因很多，有生理因素和病理因素兩個方面。生理因素，5～6 個月的嬰兒，唾液分泌顯著增加，但是口腔淺，又不會及時吞咽過多的唾液，以致發生流涎。病理因素如患口腔黏膜炎症以及神經系統疾病時，因唾液分泌過多，或吞咽障礙，以致發生流涎。

中醫認為流涎症的病因有脾胃積熱與脾胃虛寒之分，臨床也從這兩型辨治，脾胃積熱與脾胃虛寒型都可以用補法取效；常用的補益食療藥膳方有：

■ 金甲雞蛋

[食材] 雞內金 1 個，穿山甲 0.1 克，茯苓 10 克，蛋 1 顆，麵粉適量。

[步驟] 先將雞內金、穿山甲、茯苓研成細粉備用。把蛋打一小孔，把上述藥粉裝入蛋內，慢慢攪勻，用麵粉包裹在蛋殼外，再將蛋放水內煮熟。

[用法] 每日 1 次，每次食 1 個蛋，連服 7 日。

[功效] 健脾通經，清熱養陰。適用於脾胃積熱型小兒流涎症。

■ 生薑甘草紅糖茶

[食材] 生薑 3 片，炙甘草 9 克，紅糖 10 克。

[步驟] 先將生薑、炙甘草入砂鍋，加水 300 毫升，先武火煮沸後，改文火煮至 150 毫升時停火，去渣取汁，加入紅糖即可。

[用法] 每日 1 劑，代茶飲用，溫服，連服 5 ～ 7 天。

[功效] 溫中散寒，溫胃止嘔，補脾益氣。適用於脾胃虛寒型小兒流涎。

■ 大棗陳皮竹葉湯

[食材] 大棗 5 枚，陳皮 5 克，竹葉 5 克。

[步驟] 將大棗、陳皮、竹葉用水煎取汁。

[用法] 每日 1 劑，分 2 次飲服；連服 3 ～ 5 劑。

[功效] 健脾益氣，止涎。適用於小兒流涎症。

■ 白朮糖

[食材] 生白朮 30 ～ 60 克，綿白糖 50 ～ 100 克。

[步驟] 先將生白朮晒乾後，研為細粉，過篩；再把白朮粉同綿白糖和勻，加水適量，調拌成糊狀，放入碗內，隔水蒸或置飯鍋上蒸熟即可。

[用法] 每日服 10 ～ 15 克，分作 2 ～ 3 次，溫熱時嚼服，連服 7 ～ 10 天。

[功效] 健脾攝涎。適用於小兒流涎。

小兒遺尿

小兒遺尿俗稱「尿床」，是指 3 歲以上的小兒睡中小便自遺，醒後方覺的一種病症，反覆發作，輕者數日 1 次，重者可一夜數次。臨床上沒有排尿困難或餘尿，小便檢查正常。本病與小兒的體質有一定的關係。中醫認為小兒遺尿大多由於腎氣不足，下元虛寒，膀胱虛冷，不能

制約尿道所致。採用食療的辦法治療本病自古多見，可以取得良好的效果。常用的補益食療藥膳方有：

韭菜根汁

[食材] 韭菜根 25 克。

[步驟] 將韭菜根洗淨後，放入乾淨紗布中絞取汁液，煮開即可。

[用法] 1 日 2 次，連服 10 天，溫熱服食。

[功效] 健胃提醒，適用於小兒遺尿。

小兒縮尿糖漿

[食材] 桑螵蛸 10 個，山萸肉、益智子、菟絲子、覆盆子各 15 克，紅糖 100 克。

[步驟] 將上述各味藥加水 500 克，共煎 2 次，取汁 400 克，加紅糖溶化裝瓶。

[用法] 每次服 10 克，每日 3 次。

[功效] 補腎澀精縮尿。適用於小兒遺尿。

雞肚腸

[食材] 雞肚腸。

[步驟] 將雞肚腸內洗淨，焙乾研末，加白糖適量拌勻，備用。也可將洗淨的雞肚腸切成小段，用花生油炒熟，溫開水送服。

[用法] 每日睡前服 1 付雞肚腸的 1/3，連服 5 ～ 7 天。

[功效] 補虛止遺。適用於小兒遺尿。

小兒食積

■ 蘿蔔糖醋方

[食材] 生蘿蔔 250 克，白糖適量，米醋適量。

[步驟] 先將生蘿蔔洗淨，削去表皮，用涼開水沖洗後切成薄片，加入米醋和白糖拌勻，備用。

[用法] 佐餐食用，每日 2 次。

[功效] 開胃消食，止咳化痰，殺蟲止痢。適用於小兒食積、肺熱咳嗽、細菌性痢疾等。

■ 蒼朮蕎麥米醋方

[食材] 蒼朮 25 克，蕎麥粉 60 克，米醋適量。

[步驟] 先將蒼朮研為細末，過篩後與蕎麥粉拌勻，摻入米醋適量，炒熱，捏成藥餅，備用。

[用法] 外用，取藥餅 1 個敷於患處肚臍窩上，蓋以紗布，並用膠布固定，2 ～ 3 天換藥 1 次。

[功效] 消食化積。適用於小兒食積、消化不良。

■ 生薑紅糖醋方

[食材] 生薑適量，紅糖少許，醋適量。

[步驟] 先將生薑洗淨切片，用醋浸 1 晝夜，醋以浸沒生薑片為度。再取浸泡好的生薑 3 片，加入紅糖，用沸水沖泡，即成。

[用法] 代茶飲。

[功效] 消食化積。適用於小兒消化不良之厭食症。

■ 阿魏黃連醋方

[食材] 阿魏 15 克，黃連（炒）15 克，花鹼（研如泥）9 克，山楂肉 35 克，連翹 45 克，半夏（皂角水浸一夜）30 克，醋 500 克。

[步驟] 先將阿魏以醋浸一夜，研如泥，另五味為細末，炒神曲研細末，共搗和糊丸，如蘿蔔子大，備用。

[用法] 每服 20 丸，空腹米湯送下。

[功效] 消食化積。適用於小兒食積、腹如蜘蛛狀、肚痛、小便白濁。

■ 巴椒青香醋方

[食材] 巴豆 10 粒，胡椒 20 粒，丁香 20 粒，青皮 20 枚，醋 500 克。

[步驟] 先將巴豆去皮，分作 20 片，青皮去白，每枚納入巴豆、胡椒、丁香各 1 粒，用棉絨纏之；再與米醋共煮，至醋盡取出，焙乾為末，製成如粟米大的藥丸。

[用法] 每服 2 粒，米湯送下。

[功效] 消食化積。適用於小兒乳食不化、腹急氣逆。

■ 生薑醋湯

[食材] 生薑末 3 克，醋少許。

[步驟] 先將生薑末加水煎湯，再加入食醋少許，即成。

[用法] 趁熱服用。

[功效] 理中助運消滯。適用於小兒食滯。

小兒肝炎

■ 豬骨米醋湯

[食材] 鮮豬脊骨 500 克，紅糖 200 克，白糖 200 克，米醋 1,000 克。

[步驟] 先將鮮豬脊骨洗淨，與另 3 味一同放在鍋中熬煮，至沸後 30 分鐘取出過濾，即成。

[用法] 每日 3 次，飯後服用，成人每次 30～40 克，小兒每次 10～15 克，連服 1 個月為一療程。慢性肝炎患者服用 2～3 個療程。凡有高熱者不宜服用。

[功效] 散瘀解毒，補虛弱，強筋骨。適用於急慢性肝炎，症見脅肋急痛或隱痛、煩躁易怒、神疲乏力、納差嘔惡。

小兒佝僂病

小兒佝僂病是維他命 D 不足所致的全身性慢性營養不良疾病，以骨骼系統生長發育障礙為主要特徵。其主要表現為：早期可見頭顱及胸骨的軟化及變形，多汗，枕禿，易驚夜啼，食慾減退，肌肉鬆弛；晚期以胸背、四肢骨骼畸形為主，頭囟閉合、出牙、坐立、行走均遲於正常。本病屬中醫學「五遲」、「五軟」、「雞胸」、「龜背」等範圍。

■ 豬骨頭醋湯

[食材] 豬骨頭適量，醋少許。

[步驟] 先將豬骨頭洗淨砸碎，加醋少許，加水適量，以浸沒骨頭為度，加少許蔥、薑、鹽、味精、精鹽，熬煮 3 小時，至湯濃即成。

[用法] 每次飲湯 1 碗，日服 2～3 次。

［功效］補鈣。適用於缺鈣引起的佝僂病。

■ 田螺醋方

［食材］田螺、醬油、醋適量。

［步驟］先將田螺漂洗乾淨，放於沸水鍋中煮熟，挑取螺肉蘸醋和醬油等調料食用。

［用法］經常食用。

［功效］補鈣。適用於鈣代謝失調引起的小兒軟骨病及關節炎等。

小兒寄生蟲病

　　腸道寄生蟲病種類很多，其中以蛔蟲、蟯蟲、鉤蟲較為多見，輕者常影響小兒的正常生長發育，重者可出現各種病候或合併症。感染本病主要是由於小兒雙手接觸不潔之物，沾有蟲卵，用於攝取食物或食用未洗淨的生冷瓜果，或吸吮手指。患腸道寄生蟲病，損傷脾胃，耗傷氣血，對小兒的成長與健康有較大的影響。臨床上除對症治療外，再輔以藥膳食療，可減少併發症。

■ 安蛔米醋方

［食材］米醋適量。

［步驟］取米醋適量，倒入杯中，備用。

［用法］於劇烈腹痛時頓服。3 ～ 6 歲兒童每次服用米醋 10 ～ 20 克，7 ～ 9 歲兒童每次服用米醋 20 ～ 40 克，10 歲以上兒童每次服用米醋 30 ～ 60 克。

［功效］安蛔止痛。適用於緩解蛔蟲引起的劇烈腹痛。

■ 薑醋飲

[食材] 生薑 100 克，米醋 250 克。

[步驟] 先將生薑洗淨，切成絲，放入米醋中，密封浸泡 7 天後，備用。

[用法] 用於治療脾胃虛寒型慢性胃炎時，每日空腹服 10 克；用於小兒蛔蟲病伴腹痛時每次服 30 克，6 小時服用 1 次，連服 2 天。胃酸過多者慎用。

[功效] 和胃散寒，安蛔止痛。適用於脾胃虛寒型慢性胃炎、小兒蛔蟲病伴腹痛。

■ 醋茶

[食材] 茶葉 3 克，陳醋 1 克。

[步驟] 先將茶葉用開水沖泡 5 分鐘，濾出茶葉，再加入陳醋，即成。

[用法] 每天熱飲 3 次。

[功效] 和胃止痢，散瘀止痛。適用於小兒蛔蟲性腹痛、牙痛、痢疾等。

■ 花椒醋方

[食材] 花椒 10 粒，醋 50 克。

[步驟] 將以上 2 味同煮沸後放涼，去渣取汁，備用。

[用法] 頓服。若與西藥驅蛔靈配合使用效果會更好。

[功效] 安蛔驅蟲。適用於膽道蛔蟲引起的腹痛。

■ 馬齒莧米醋方

[食材] 鮮馬齒莧 100 克，食鹽少許，米醋少許。

[步驟] 先將鮮馬齒莧洗淨，切碎，入鍋，加水 400 克，煮沸 20 分

鐘，去渣取汁，加入米醋和鹽，調勻，即成。

[用法] 每日早晨空腹 1 次服下，連用 7 天為一療程。

[功效] 清熱利溼，涼血解毒，驅蟲。適用於小兒鉤蟲病。

糖醋馬齒莧

[食材] 鮮馬齒莧 200 ～ 250 克，白糖適量，米醋 30 克。

[步驟] 先將鮮馬齒莧洗淨，切碎，入鍋，加水煎煮取濃汁 250 克，去渣取汁，加入米醋和白糖，調勻，即成。

[用法] 日服 1 劑，分 1 ～ 2 次空腹溫熱服用，連用 3 天為一療程。若需進行 2 ～ 3 個療程，可間隔半個月再服。

[功效] 清熱利溼，涼血解毒，驅蟲。適用於小兒鉤蟲病。

大麥豇豆粥

[食材] 大麥米 300 克，豇豆 100 克，紅糖 50 克，鹼麵 2 克。

[步驟] 將大麥米，豇豆分別洗淨，一同放入開水鍋內，加入少量鹼麵，用小火煎煮，並要經常攪動，以防大麥糊底，待米粒熟，豇豆開花時，拌入適量紅糖以調味，稍煮片刻即可。

[用法] 每日晨空腹食用。

[功效] 食滯泄瀉、消積寬腸、健脾益腎，適用於小兒食積。

豇豆粥

[食材] 豇豆 100 克，粳米 200 克，清水適量。

[步驟] 將豇豆洗淨放入適量水，燒開約 10 分鐘，加入洗淨的粳米，用慢火熬煮，待米爛豆熟時即成。

[用法] 每日晨可佐餐服食。

[功效] 健脾益胃、消食化積。適用於食積腹脹、脾胃虛弱、面色萎黃等症。

■ 花椰菜粥

[食材] 花椰菜 200 克，豬肉末 50 克，粳米 100 克，精鹽、味精、豬油各少許。

[步驟] 先將花椰菜削去梗上的皮葉，切成小薄片。再把粳米洗淨，水沸後，下鍋。開鍋後，加入花椰菜、豬肉末、豬油煮成粥。吃時調入味精、精鹽即可。

[用法] 每日清晨可作早餐食用。

[功效] 健脾和胃、消食化積。適用於食慾不振、脘腹脹滿等症。

小兒夏季熱

夏季熱是嬰幼兒時期的一種特有疾病。以 3 歲以下的小兒最多見。其臨床表現為：長期發熱不退、口渴多飲、多尿、汗閉或少汗，或伴有食慾不振、大便溏薄、咳嗽、咽喉疼痛等症。因其發病在夏季，故稱之為夏季熱。中醫學又稱本病為「暑熱症」。病因是因氣候炎熱，小兒體溫調節中樞功能不健全，散熱功能差所致。秋涼以後症狀自動消退，病程一般較短。補益食療藥膳治療小兒夏季熱也有較好的療效。常用的補益食療藥膳方有：

■ 蜜餞黃瓜

[食材] 鮮嫩黃瓜 5 根，蜂蜜 100 克。

[步驟] 將黃瓜洗淨，切條，入鍋，加水少許煮沸，然後加入蜂蜜，與黃瓜攪拌均勻，再煮沸即可。

[用法] 隨意食用，每日數次，連服數日。

[功效] 適用於發熱、口渴、多尿、汗閉或汗少等由肺胃陰虛型所引起的小兒夏季熱。

■ 洋參石斛飲

[食材] 西洋參5克，石斛5克，麥冬10克，知母10克，炙甘草5克。

[步驟] 將西洋參洗淨切碎，放入小碗中，加水適量，小火慢燉，其餘諸藥洗淨後，加水適量，煎湯取汁去渣，與西洋參液兌勻即可。

[用法] 分3次飲完，每日1劑，連服半個月。

[功效] 清暑益氣。適用於發熱持續不退，皮膚乾燥、少汗或閉汗等症。

■ 綠豆蓮子粥

[食材] 綠豆30克，蓮子50克，糯米50克，礬，鹼少許，白糖適量。

[步驟] 先煮綠豆，加入礬、鹼，豆熟後再加入去心的蓮子與糯米，煮爛成粥，加入白糖。

[用法] 每日1劑，分3次食完，連用數日。

[功效] 適用於發熱時高時低、面色蒼白，氣短懶言，食少口渴等症。

■ 竹麥雞蛋湯

[食材] 鮮竹葉10克，小麥30克，蛋1顆。

[步驟] 先將竹葉與小麥入鍋加水3碗，旺火煮沸後改小火煮至1碗半，撈去竹葉、小麥。把蛋打入另一個碗中，去掉蛋黃，把蛋清

倒入鍋中煎液內，煮至蛋白凝結，加白糖適量即可。

[用法] 飲湯，每日 2 劑，連用數日。

[功效] 適用於發熱、口渴、多尿、汗少或汗閉等症的小兒夏季熱。

■ 荸薺蕹菜湯

[食材] 荸薺 10 個，蕹菜（空心菜）200 克。

[步驟] 荸薺去皮切片，蕹菜切成小段，共加水煮湯。

[用法] 服湯或同吃蕹菜、荸薺，每日 1 劑，分 3 次食完，連用數日。

[功效] 適用於發熱、口渴、汗少、唇紅乾燥、咽紅等症。

小兒哮喘

哮喘是小兒時期常見的一種反覆發作的呼吸困難並伴有喘鳴音的過敏性疾病，其發病同外界過敏原或變應原及病兒的特異性體質有密切關係。臨床表現為：哮鳴氣促，呼氣延長。

本病秋末春初及整個冬季發病較高，4 ～ 5 歲為好發年齡，有一定的家族遺傳傾向。氣侯驟變、上呼吸道感染常是引發哮喘的誘因，經久不癒，反覆發作，嚴重影響小兒正常的生長發育。補益食療藥膳對治療本病有其獨特的療效。常用的補益食藥膳方有：

■ 參苓蒸鵪鶉

[食材] 鵪鶉 1 隻，黨參 15 克，茯苓 15 克，紅棗 5 枚，料酒、紅糖適量。

[步驟] 將鵪鶉去毛剖腹洗淨，放入有蓋的蒸鍋內。黨參、茯苓、紅棗洗淨，且搗碎去紅棗核。將藥末撒在鵪鶉腹腔中，加入料酒、

紅糖適量，隔水燉。水沸後用小火連續燉 4 ～ 6 小時（隨時加水，勿使燒乾）

[用法] 喝湯食肉，每天 1 隻，分次服完，連續 7 天為 1 個療程。服完如覺舒適，可連服 2 ～ 3 個療程。

[功效] 適用於咳嗽痰多，食少脘脹，面色無華，倦怠乏力等症。

■ 人參粥

[食材] 人參 3 克，粳米 100 克。

[步驟] 將人參切片或研粉，與淘洗淨的粳米同放入砂鍋或鋁鍋內，切勿用鐵鍋，加適量清水，以大火煮沸後，再用小火熬至熟爛。另用一砂鍋以適量冰糖加水煎煮汁，然後將糖汁徐徐加入，煮熟的人參粥裡，攪拌均勻即可。

[用法] 每日早晚服食。可長期服食，效果更佳。

[功效] 適用於小兒哮喘、咳嗽痰多。

小兒汗症

　　小兒汗證是指小兒在安靜狀態下全身或身體某些部位出汗很多甚或不止的一種病症。本病多發生於 2 ～ 6 歲體質虛弱的兒童，其表現為睡眠中出汗，醒後汗止者，稱為盜汗；不分睡或不睡，隨時出汗者，稱為自汗。中醫學也有時稱汗證為「虛汗」。補益食療藥膳治療本病效果顯著。常用的補益食療藥膳方有：

■ 山楂稻穀湯

[食材] 炒稻穀芽 10 克，生山楂 10 克。

[步驟] 將上述 2 物放入盅內，加水適量，用小火慢煎 20 分鐘即可。

[用法] 每日 1 劑，分 3 次飲服，連服 5 日。

[功效] 適用於自汗、口渴、飲食減少、大便不調、腹部脹滿等由於乳食積滯所致的小兒汗症。

■ 浮小麥羊肚湯

[食材] 浮小麥 30 克，羊肚 50 克，鹽、味精各適量。

[步驟] 將浮小麥裝入袋內，紮緊袋口。羊肚洗淨切塊，加水適量，用小火燉至熟爛，撈出布袋，加入調味料即可。

[用法] 食肚喝湯。每日分 3 次食完，連食 8 天。

[功效] 適用於以自汗為主，面色無華、神倦乏力等症。

生病不一定要吃藥，食補藥膳對症下飯！

養顏祕法 × 食療菜譜 × 調理膳方，只要吃得對，這輩子省下來的掛號費都可以拿去當伙食費！

作　　者：宋景文

發 行 人：黃振庭

出 版 者：崧燁文化事業有限公司

發 行 者：崧燁文化事業有限公司

E - m a i l：sonbookservice@gmail.com

粉 絲 頁：https://www.facebook.com/sonbookss/

網　　址：https://sonbook.net/

地　　址：台北市中正區重慶南路一段六十一號八樓 815 室

Rm. 815, 8F., No.61, Sec. 1, Chongqing S. Rd.,
Zhongzheng Dist., Taipei City 100, Taiwan

電　　話：(02)2370-3310

傳　　真：(02)2388-1990

印　　刷：京峯數位服務有限公司

律師顧問：廣華律師事務所 張珮琦律師

-版權聲明

定　　價：420 元

發行日期：2023 年 09 月第一版

◎本書以 POD 印製

國家圖書館出版品預行編目資料

生病不一定要吃藥，食補藥膳對症下飯！養顏祕法 × 食療菜譜 × 調理膳方，只要吃得對，這輩子省下來的掛號費都可以拿去當伙食費！/ 宋景文 著 . -- 第一版 . -- 臺北市：崧燁文化事業有限公司 , 2023.09
面；　公分
POD 版
ISBN 978-626-357-577-6(平裝)
1.CST: 食療 2.CST: 養生 3.CST: 中醫 4.CST: 食譜
413.98　112012938

電子書購買

臉書